Renée Bonanomi
Heilung geschieht im Jetzt

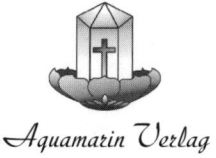

Aquamarin Verlag

Renée Bonanomi

Heilung geschieht im Jetzt

Hrsg. von
Katarina Michel

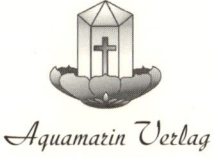

Aquamarin Verlag

Originalausgabe

2. Auflage 2012

© Katarina Michel

Voglherd 1 • D-85567 Grafing

Umschlaggestaltung: Annette Wagner

Satz: Sebastian Carl

Druck: C.H. Beck • Nördlingen

ISBN 978-3-89427-594-5

INHALT

DANKSAGUNG

Mein unendlicher Dank geht an Katarina Michel, die das Kunststück vollbracht hat, meine Absichten, Ziele und Gedanken mit ihrer Liebe und Geduld in eine so wunderbare Form zu kleiden. Es ist ihr gelungen, mein Wesen und meine Worte in Vollendung zur Geltung zu bringen!

Mein herzlicher Dank geht auch an Peter Michel, der uns wie eine Sonne aus Klarheit, Inspiration und Lebensfreude auf allen Etappen begleitet hat.

Die äußere Gestaltung und das Layout von Annette Wagner sind wunderbar auf meine Vorstellungen abgestimmt worden. Sie machen mich glücklich in ihrer künstlerischen Vollkommenheit.

Ein ganz besonderer Dank geht an Elsbeth Bühlmann – meinen Engel auf Erden! Ihre Ruhe und Sanftheit fließt auf allen Seiten des Buches im Verborgenen mit.

EIN LEBEN FÜR DIE LIEBE

Was vergangen ist, ist nicht mehr von großer Bedeutung. Was zählt, ist das JETZT. Da sich eine Inkarnation aber natürlich über eine irdische Zeitspanne erstreckt, sollen dem eigentlichen Buch einige Zeilen über meinen persönlichen Weg vorangestellt werden.

Ich bin am 14. 11. 1930 in Basel wieder einmal in das Erdengeschehen eingetreten. Von Anbeginn an fühlte ich mich behütet und geführt von der Engelwelt. Ich durfte meine „Himmelsaugen" behalten und von meiner Kindheit an in die „andere Welt" schauen. Es dauerte eine Weile, bis ich erkannte, dass die Menschen meiner Umgebung diese „andere Welt" nicht sahen. Für mich waren die Dinge und Wesen, die ich erschaute, etwas ganz Natürliches. Also nahm ich in meiner kindlichen Unschuld an, alle würden das Gleiche wie ich erblicken. Für ein kleines schweizer Mädchen war das etwas ganz Selbstverständliches! Dazu gehörte auch, dass ich Ereignisse voraussah oder Geschehnisse intuitiv schon wusste, bevor sie dann tatsächlich in der Zeit eintraten. So bin ich geborgen von lichten Wesen herangewachsen und wusste immer: Alles ist gut!

Ich war neugierig auf das neue Erdenleben und stellte mich wach und interessiert allen Fragen, mit denen ich in dieser neuen Inkarnation konfrontiert wurde. Ich lernte allmählich, Erschautes oder Erahntes für mich zu behalten und nicht allen alles mitzuteilen. Die Welt ist, wie sie ist. Die Menschen sind so, wie sie sind. Und ich erkannte schon früh, mit welcher wundervollen Weisheit sich alles Geschehen vollzieht. Nichts geschieht aus Zufall!

Als junge Frau gründete ich eine Familie, bekam drei Kinder und widmete mich den Aufgaben, die aus einer solchen Verpflichtung entstehen. Mit den Jahren wurden diese Pflichten immer weniger, und etwa im Jahr 1974 begann ich eine Zeit intensiver Ausbildung in verschiedenen spirituellen Disziplinen, wobei allerdings das Geistige Heilen stets deutlich im Vordergrund stand.

Von Rommy Tajon wurde ich in die geheimnisvolle Welt der Philippinischen Geistheiler eingeführt. Es war eine faszinierende Begegnung mit dem Ungewöhnlichen, mit der einzigartigen Fähigkeit, die scheinbar so unverrückbaren Grenzen der materiellen Welt zu überschreiten.

Durch Kiran Vyas, einen Schüler des einzigartigen Mahatma Gandhi, lernte ich viel über die uralte vedische Tradition, vor allem das Wissen über die Körperzentren, wie es etwa in den ayurvedischen Massagetechniken überliefert und praktiziert wird.

Stephen Turoff vertiefte mein Wissen über die feinstofflichen Hüllen des Menschen und lehrte mich das bewusste Eindringen in den Körper durch geistige Konzentration.

Auch für meinen eigenen Weg nach innen war die vedische Weisheit in Gestalt von Maharishi Mahesh Yogi wesentlich. Der meditative Weg des Mantra-Yoga, wie er ihn in der Nachfolge der Shankara-Tradition in den Westen brachte, erwies sich als überaus wertvolle Hilfe auf dem Weg in die eigenen Innenwelten.

Es kamen viele weitere kleine Bausteine hinzu, vom japanischen Reiki über die Fußreflexzonen-Therapie bis hin zur Bearbeitung alter Traumata mittels der Methode der Rückführung in vergangene Inkarnationen. Wir sind alle einen langen Weg gegangen; und manchmal gilt es, sich etwas Vergangenem noch einmal bewusst zuzuwenden, wenn es den Weg in eine lichtere Zukunft verstellt.

Alle meine Lehrer, denen ich hier meine Dankbarkeit für das von ihnen erlernte Wissen bekunden möchte, haben meine inneren Wahrnehmungen, die ich als junges Mädchen eher spielerisch und unbewusst nutzte, ins klare Bewusstsein gehoben und es mir ermöglicht, heute mit allen Sinnen und Körpern eine klare Verbindung in die höheren Stufen des Seins aufzubauen. Diese innere „Anbindung an das LICHT" ist die Grundlage, aus der heraus eine heilende Verbindung entsteht. Aus dieser QUELLE schöpfe und wirke ich.

Es ist offensichtlich so, dass Menschen, die nach Rat suchen oder um Heilung bitten, innerlich spüren, wo sie diese empfangen können. Daher geschah es, dass sich meine kleine Wohnung in Bremgarten (bei Bern) schon zu füllen begann, als ich mich selbst noch in der Ausbildung befand. So lernte ich gleichsam durch Praktizieren! Es ging um von Liebe getragene Fürsorge; und wo sollte ich sie am ehesten lernen, wenn nicht im Kontakt mit Hilfe oder Heilung suchenden Menschen?

Im Jahr 1985 gründete ich das Zentrum „Schule für Bewusstwerdung" in Schönbühl, in der Nähe von Bern. Das Thema „Bewusstwerdung" scheint mir der Schlüssel für alle menschlichen Probleme zu sein. Ein Heiler kann einen Patienten in letzter Konsequenz nicht „heilen", sondern er kann ihm nur zur eigenen Bewusstwerdung verhelfen – und diese wird dann die eigentliche Heilung auslösen. Die SONNE scheint immer und überall; aber sie kümmert sich nicht darum, ob jemand sich auf sie ausrichtet oder ob er im Schatten verbleibt.

Es ist für mich eine Freude, heute in meiner Arbeit ein wenig von dieser SONNE weiterstrahlen zu dürfen, sei es durch meine Seminar-Tätigkeit, die Ausbildungskurse im Geistigen Heilen oder durch meine Meditationen. Mein großes Glück finde ich darin, zu sehen, wie allmählich diese SONNE in vielen aufleuchtet, die zu den Seminaren und Workshops kommen oder sich gemeinsam mit mir zur Meditation versammeln. Durch Fernbehandlungen kann das LICHT in alle Teile der Welt gesandt werden.

Wer kommt, um in sich selbst einen Ort der Ruhe und der Stille zu finden, der wird eines Tages auch in sich den „Fluss der Heilkraft" verspüren, der so wunderbar und mit reichem Segen aus jener QUELLE sprudelt, die nur darauf wartet, dass wir aus ihr schöpfen. Diese „Kraft der Quelle" ist es, die aus Seminar-Teilnehmern allmählich Heiler formt, um so die Welt aus der Unordnung zurück in die Ordnung zu schwingen.

Für all das, was ich in meiner Arbeit weiterschenken darf, bin ich dankbar. Deswegen soll auch nur dieses eine kleine Wort am Ende meiner kurzen „Biographie" stehen.

DANKE

EINLEITUNG

Es war ein schöner, sonniger Januar-Sonntag, als ich Renée Bonanomi zum ersten Mal persönlich kennenlernte. Eigentlich war ich nur die „Begleitperson" meines Mannes, der eine Einladung von Renée erhalten hatte, um mit ihr über die mögliche Veröffentlichung eines Buches über ihre Arbeit zu sprechen. Ich war gespannt, welcher ungewöhnliche Mensch uns im Berner Oberland erwarten würde, hatte aber ansonsten natürlich keine besonderen Vorstellungen über das, was kommen sollte. Ich habe eine unstillbare „Neugier auf Menschen" und bin immer interessiert, einen neuen Lebensentwurf oder eine spezielle Lebensgeschichte kennenzulernen. Und Renée Bonanomi, insofern war ich mir sicher, würde einer dieser außergewöhnlichen Menschen sein, denen zu begegnen eine bleibende Wirkung hinterlässt.

Bereits in dem Augenblick, da Renée ihre Besucher im Hausflur begrüßt, wird ihre unglaubliche geistige Präsenz mit überwältigender Klarheit greifbar. Sie ist eine wunderbare Gastgeberin und eine humorvolle, in jeder Sekunde hellwache Gesprächspartnerin. So folgte ich mit aufmerksamer Neugier dem Gespräch, bis es an einen Punkt gelangte, der für meinen weiteren Lebensweg von unvorhersehbarer, aber einschneidender Bedeutung sein sollte. Renée Bonanomi machte unmissverständlich klar, sie könne und wolle kein

Buch über ihre Arbeit als Heilerin schreiben. Sie erklärte auch überzeugend, warum das Schreiben eines Buches ihrem Wesen und ihrem persönlichen Anliegen nicht entspräche. Für einen erwartungsvoll angereisten Verleger natürlich ein wenig schockierend und enttäuschend!

In diese momenthafte Stille der Verblüffung hinein blickte mich Renée mit ihren unergründlich tiefen Augen an und fragte mich: „Kannst Du es nicht machen?"

Nun war die Verblüffung von meinem Mann zu mir gewandert; und ich dachte im ersten Augenblick, die Frage sei scherzhaft gemeint. Diese beeindruckende Persönlichkeit, diese weit über die Schweiz hinaus berühmte und geachtete Heilerin konnte doch nicht allen Ernstes mich, die sie gerade einmal eine knappe halbe Stunde kannte, fragen, ob ich ein Buch über ihre Arbeit schreiben wolle. Doch genau das war ihre Idee; und ich bemerkte, als ich sie geradezu schockiert anschaute, dass es eigentlich gar keine Frage war, sondern ein Auftrag!

Noch schockierter war ich aber, als ich „irgendetwas" durch mich hindurch spontan und ohne zu zögern „Ja" sagen hörte. Ich hatte überhaupt nicht vor, an einem neuen Buchprojekt zu arbeiten, zumal ich für einen tschechischen Verlag gerade an einem umfangreichen Kompendium zu den Bach-Blüten arbeitete. Aber ich hatte ganz zweifellos gerade meine Zustimmung gegeben. Renée schaute schmunzelnd und sichtlich zufrieden auf mich, und ich begriff in diesem Moment, dass wir gerade eine Seelenpartnerschaft eingegangen waren.

Meine Persönlichkeit war noch immer völlig irritiert und sträubte sich geradezu, diese neue Aufgabe zu übernehmen, aber meine Seele war begeistert, jubilierte und freute sich über eine gänzlich unerwartete Herausforderung, an der sie geistig wachsen konnte.

An diesem Nachmittag begann meine abenteuerliche Reise, mich an die geistige Welt von Renée Bonanomi heranzutasten und zu erspüren, wer diese wunderbare Frau war und was sie die Menschen, die in großer Zahl zu ihr kamen, lehren wollte.

Meine ersten Eindrücke von Renée lassen sich in drei Begriffen zusammenfassen, die vielleicht am besten einen Eindruck von ihr vermitteln können: Eine allumfassende, alles verstehende und verzeihende Liebe, eine aufrüttelnde spirituelle Klarheit und eine totale Authentizität! Die Begeisterung, mit der Renée ihre Arbeit ausführt, springt wie ein Funke auf die Menschen über, die mit ihr in Kontakt kommen, und entfacht ein ähnliches Feuer in ihren Herzen.

Am Beginn unserer Zusammenarbeit ließ sie mich an ihren Mittwochs-Meditationen teilnehmen, zu denen Menschen aller Schichten und mit den unterschiedlichsten geistigen Ausrichtungen kommen. Es war faszinierend zu beobachten, wie Renée mit dieser so heterogenen Gruppe umging, wie sie ihre heilenden Energien durch die Meditation verströmte und so teilweise schwerkranken und verzweifelten Menschen Heilung schenkte. Ich gewann den Eindruck, dass die Heilung vor allem dadurch eintrat, dass die Menschen zu einer neuen inneren Klarheit und dadurch zu einer höheren geistigen Ordnung fanden. Sie traten in Renées „Heilungsfeld" ein, durch welches sie selbst „heil und ganz" werden konnten. Sie führte keine besonderen Handlungen aus und vermittelte auch keine geheimnisvollen Übungen – sie war einfach präsent!

Während dieser ersten Zeit der einander kennenlernenden Zusammenarbeit kam jedoch in mir immer wieder die Frage hoch: „Wie willst du das, was du hier beobachtest, diese wundervolle transformierende Heilenergie, in Worte kleiden, um sie Lesern zu vermitteln, die Renée noch nie erlebt, zumeist noch nicht einmal von ihr gehört haben?" Ein Buch ist in der Regel ein Produkt rationaler, logischer Arbeit. Renées heilendes Handeln ist das Ergebnis transzendentaler Verankerung und intuitiver Einstimmung. Ein Buch über Renée Bonanomi muss also eine Synthese zweier scheinbar unvereinbarer Wirklichkeiten darstellen.

Die Lösung fand sich dann auf einem der „Heilungs-Seminare", die Renée in Gwatt, im Berner Oberland, regelmäßig veranstaltet. In dieser wunderschönen Landschaft finden sich mehrmals im Jahr Männer und Frauen aller Altersgruppen und aus den unterschiedlichsten Berufen zusammen, um von Renée zu erfahren – und womöglich zu erlernen – was Heilung im tiefsten Sinne bedeutet und was der Einzelne dazu beitragen kann, um sie zur Verwirklichung zu bringen. Wenngleich der Schlüssel auch zu diesen Seminaren natürlich Renées allumfassende Liebe und Authentizität ist, so beinhalten sie doch außerdem eine Fülle an praktischen Anleitungen und Erklärungen, die das Phänomen „Geistiges Heilen" aus vielen verschiedenen Perspektiven beleuchten. Ein großer Teil des in diesem Buch veröffentlichten Materials stammt aus diesen Seminar-Veranstaltungen sowie aus den persönlichen weiterführenden Erklärungen, die Renée zu meinen Ausführungen hinzufügte.

So klar, einleuchtend und kompromisslos sich die Darlegungen der Heilerin Renée Bonanomi lesen, so klar und kompromisslos ist sie auch in der Leitung und Durchführung ihrer Seminare. Sie konfrontiert alle Teilnehmer unterschiedslos mit ihren Schattenseiten und macht deutlich, inwiefern das eigene unerwachte Ego es verhindert, dass ein Individuum wirklich zum Heiler wird, zu einem selbstlosen, vom Ego befreiten Wesen, das sich uneingeschränkt und mit grenzenloser Liebe als Werkzeug des göttlichen Heilungsstromes zur Verfügung stellt. Es ist auch in der Wirklichkeit – wie in den nachstehenden Texten – oft erschreckend, wenn Renée die LIEBE mit der Faulheit des Egos, den überlieferten Vorstellungen und gewohnheitsmäßigen Neigungen, mit den unerfüllten Wünschen und Erwartungen oder verdrängten Seelenanteilen konfrontiert. Das löst nicht selten Schocks, Tränen und Zusammenbrüche aus; doch ohne diese Katharsis findet niemand den Weg zu einer Berufung als Geistheiler.

Renée macht unmissverständlich deutlich, dass der Schlüssel zur Lösung aller Probleme und zur Überwindung aller Hindernisse im Innersten jedes Einzelnen liegt. Liebe und Glück entfalten sich nicht aus der Beziehung zum Partner, zum Kind oder zu Freunden, denen daher auch keine Verantwortung dafür aufgebürdet werden darf, sondern sie entfalten sich allein durch innere Transformation. Daher lautet der in allen Meditationen und Übungen immer wiederholte Grundsatz: „Ich liebe mich!" Wer sich nicht selbst lieben kann, vermag auch keinen anderen zu lieben. Und wer nicht zu lieben vermag, vermag auch nicht heilend auf andere zu wirken. Nur in der eigenen Innerlichkeit ist das Tor verborgen, hinter dem der Weg zu Quelle liegt, zur Quelle der Liebe, aus der das Wasser des Lebens und der Heilung geschöpft werden kann.

Wer sich auf diesen radikalen, kompromisslosen Weg Renées einlässt, der wird ganz allmählich spüren, wie sich in ihm etwas verändert. Ein Teilnehmer brachte das einmal in einem spontanen Ausruf auf den Punkt mit dem Satz: „Heute ist ein Liebestag!" Natürlich könnte jeder Tag ein „Liebestag" sein, aber es steht noch so Vieles im Weg. Daher weist Renée immer wieder auf das eigene Bemühen hin, das gemeinsam Erfahrene im Alltag umzusetzen: „Hier, in unserem Seminar, befinden wir uns alle in der gleichen Schwingung. Wir tragen und unterstützen uns gegenseitig. Unsere Aufgabe ist es aber, das hier gemeinsam Erfahrene, diese wundervolle Liebe, einzeln in den Alltag zu tragen und umzusetzen. Dadurch heben wir alles Leben an und bringen es einer Heilung näher. Und der Weg dorthin besteht aus Üben, Üben und nochmals Üben."

Für dieses Buch bedeutete Renées Hinweis, aus einem „Liebestag" einen liebevollen „Schreibtag" zu machen und zu versuchen, aus Renées Ausführungen diese Liebe und Klarheit herauszufiltern und aufleuchten zu lassen, um sie jenen zur Verfügung zu stellen, die sie nicht persönlich erleben konnten oder können. Für mich persönlich war Renées Liebe beim Schreiben immer präsent. Daher ist es mein einziger Wunsch, es möge mir gelungen sein, in den folgenden Kapiteln diese grenzenlose Liebe mit Worten eingefangen und wiedergegeben zu haben.

Renée war in den Wochen und Monaten, in denen das vorliegende Buch entstand, eine wunderbare Hilfe. Sie beantwortete mit schier unerschöpflicher Geduld alle meine Fragen, fügte Erklärungen oder Fallbeispiele hinzu und leitete so die Fertigstellung des Manuskriptes auf feinsinnige, kaum merkliche Weise an. Besonders in Erinnerung ist mir bei meiner Arbeit ein Satz von ihr geblieben: „Das Leben ist immer perfekt. Es ist stets in Bewegung, in Veränderung!" Was für eine Herausforderung, wenn man mit der Unvollkommenheit eines Textes kämpft, der nicht das wiederzugeben und auszudrücken scheint, was Renée in ihren Vorträgen und Meditationen vermittelt. Ich bin ihr überaus dankbar für die stete Ermutigung und die unerschöpfliche Inspiration, wenn ich wieder einmal in einer Sackgasse zu stecken schien und nicht weiter wusste. Manchmal war es schlicht das Problem, die spezielle „Renée-Sprache" richtig zu deuten und zu 'übersetzen'. So lernte ich allmählich die „Weisheit des Nicht-Wissens" und habe Renée zudem im Verdacht, dass die Arbeit an IHREM Buch zugleich ein tiefgreifender Schulungsprozess für ihre „Schreibfeder" war…

Immer, wenn ich aufhörte, ein bestimmtes Thema oder einen bestimmten inhaltlichen Punkt perfekt darstellen zu „wollen", gestaltete sich der Text gleichsam wie von unsichtbarer Hand verfasst. Liebe und Freude traten in den Vordergrund, und das Buch „schrieb sich von selbst". Mit jeder Zeile wuchs dann das Vertrauen in das Geschriebene und führte heran an das nächste und übernächste Kapitel.

Ich habe jede Zeile dieses Buches in liebevoller Verbundenheit mit Renée Bonanomi geschrieben. Es war mir nicht nur eine große Freude, dies tun zu dürfen, sondern auch eine Ehre, die Botschaft dieser bemerkenswerten Frau in die Welt zu tragen.

Ich wünsche jedem, der dieses einzigartige Buch über die Gesetze des Heilens liest, es mit der Weisheit des Herzens zu lesen. Nur so vermag er die Liebe, die in ihm schwingt, wahrhaft zu entschlüsseln. Jene Liebe, die in jedem Einzelnen verborgen liegt und nur darauf wartet, gelebt zu werden. Sie überwindet alle Schwierigkeiten, Zweifel und Unsicherheiten. Die LIEBE besiegt alles! In diesem Satz ist letztlich die Essenz der heilenden Botschaft von Renée Bonanomi enthalten.

Katarina Michel
Falconara (Sizilien)
Oktober 2011

LIEBE

Wie immer die Frage lautet:
Liebe ist die Antwort.

Welches Problem wir auch haben
Liebe ist die Antwort.

Woran wir auch erkranken,
Liebe ist die Antwort.

Was auch immer uns schmerzt,
Liebe ist die Antwort.

Welche Angst wir auch immer verspüren,
Liebe ist die Antwort.

Liebe ist immer die Antwort,
Denn Liebe ist alles, was ist.

– R. B. –

Kapitel 1

HEILEN I – DIE GRUNDLAGEN

BINDUNGEN

Alles Leben besteht aus Bindungen. Diese Bindungen schließen wir, um uns selber besser zu erkennen und um uns gleichzeitig von Erwartungen und Abhängigkeiten zu befreien. Viele Menschen klammern sich an Äußerlichkeiten und definieren sich durch etwas anderes oder durch jemand anderen. Sie haben noch keinen wahren Bezug zu sich selbst gefunden. Das ICH BIN ist verschüttet von äußeren gesellschaftlichen oder familiären Rollenmodellen. Hier sind die Bindungen am dichtesten. Diese Menschen orientieren sich und suchen immer nur in der äußeren Welt eine Bestätigung für ihre eigene Existenz. Ein Leben, das von solchen Bindungen bestimmt wird, ist völlig durch vorgegebene Erwartungshaltungen geprägt. Die Menschen erwarten, dass ihre Wünsche und Vorstellungen in der äußeren Welt zur Erfüllung kommen, und dadurch erleben sie, wenn auch nur für eine kurze Zeit, ein Gefühl von Glück und Zufriedenheit. Dies ist aber kein dauerhafter Zustand, weil er von außen kommt. Das Glück ist nicht in der Seele verankert. Deswegen suchen die Menschen im Äußeren weiter. Das Spiel wiederholt sich: Eine neue Erwartungshaltung, dass wieder etwas Neues kommt, was sie glücklich und zufrieden macht. So binden sie sich immer weiter und meist noch stärker an die äußere Welt (Geschehnisse oder Personen), und die inneren Wunschvorstellungen wachsen, um eine weitere, scheinbar innere Zufriedenheit schenkende Situation zu erschaffen. So entstehen ständig neue Abhängigkeiten; denn nicht jede Erwartung wird sich automatisch erfüllen, sondern im Gegenteil sind solche Bindungen in der Regel mit vielen Enttäuschungen verbunden. Das Spiel Erwartung-Enttäuschung kann so weit gehen, bis in einem Moment das wahre Ich-Bewusstsein mit seiner Kraft durchdringt und den aktuellen Zustand verändert. Bei jedem Menschen verläuft es anders und mit anderer Intensität.

Andere Qualität haben die Bindungen, die wir auf der „Ich-Bin-Ebene" schließen. Hier haben wir uns selbst erkannt und suchen weitere Bestätigungen für unser Wesen von innen. Wir öffnen uns den verborgenen Kräften und Qualitäten in uns, durch welche wir die Geschehnisse unseres Lebens neu zu betrachten lernen. Es ist eine vollkommen andere Qualität, die auf Selbsterkenntnis und Selbstreflexion aufgebaut ist. Trotzdem bleiben Ver-Bindungen so lange Bindungen, bis wir in der Lage sind, alle verlorenen Ich-Teile zu integrieren und vollkommene Selbstliebe zu entwickeln. Jede Bindung weist eine bestimmte Schwingung auf, und durch unser Bewusstsein können wir diese Schwingung ändern, wodurch wieder eine neue Bindung auf einer ganz neuen Ebene stattfinden kann. Wir brauchen die Bindungen, um uns selbst zu erkennen und um alle Teile unseres Seins zu integrieren.

So können wir zuerst die Bindungen in uns durchschauen und uns selbst heilen, genauso wie dann später bei unseren Patienten (Klienten). Bei einer Heilbehandlung kommt es vorrangig darauf an, bei unseren Klienten die Schwingungsebene anzuheben, wodurch der Klient, wenn er will und dafür offen ist, selber seine Bindungen erkennen und lösen kann.

Das, was wir binden, ist das „verlorene Ich". Das Ich, welches sich im Nicht-Wissen befindet und sich von Anfang an nur über das DU oder die Außenwelt definiert. Das ICH sucht aber weiter, weil das Ich sich erkennen und wissen möchte. Es ist ein perfektes, ausgeklügeltes Spiel des Lebens.

Wir brauchen das Du. Das Äußere, durch welches wir uns definieren können. Sobald wir erkennen, dass die äußere Welt oder ein Du uns nur spiegeln, suchen wir nicht mehr im äußeren Raum (wir benötigen das Du nicht mehr, um uns selber zu definieren) und wenden unsere Suche nach innen. Im Äußeren bekomme ich nicht mehr das, was ich suche, was ich benötige. Es sättigt mich nicht mehr. Ich habe es erkannt, aber ich suche weiter... Die äußere Welt (das Du) existiert natürlich weiterhin, aber unsere Abhängigkeit von ihr, unser Überlebensgefühl, ist gesättigt. Das Äußere ist nicht mehr zum Überleben wichtig, sondern zeigt uns eine neue Perspektive, mit welcher wir ganz anders, viel kreativer und freier umgehen können. Dies bedeutet im alltäglichen Leben vielleicht, dass wir einen Job nicht nur um Geld zu verdienen ausüben, sondern wir haben einen Job, um unsere inneren Talente und Fähigkeiten weiterzuentwickeln, sie kreativ umzusetzen und erst in letzter Hinsicht natürlich auch, um damit Geld verdienen zu können.

In einer Partnerschaft bedeutet das, einen Partner nicht deswegen zu haben, weil ich Angst vor dem Alleinsein verspüre oder weil es unattraktiv ist, allein zu leben, sondern weil ich mit ihm (ihr) zusammen kreativ das Leben gestalten, Lebensfreude teilen und mich selber weiterentwickeln kann.

Der Weg der Menschen geht zu einem inneren Frei-Werden. Sobald ein Mensch eine Abhängigkeit an ein Du oder an die äußere Welt erkennt, besteht die Chance, sich durch diese Erkenntnis mehr nach innen zu wenden und als selbstständiges Ich zu betrachten. Diese Ich-Werdung geschieht zumeist im Solarplexus-Chakra, wo ein Mensch seine erste Erfahrung des „ICH BIN" macht. Das ist eine ganz wichtige Erfahrung. Sie ist natürlich immer noch mit Angst, Zweifel oder innerer Unsicherheit verbunden, aber hier liegt keine Abhängigkeit an die äußere Welt mehr vor, da diese neue Bewusstwerdung des „Ich Bin" über eine sehr starke Schwingung verfügt. Hier setzt man die erste Grenze zwischen dem „Ich Bin" und der äußeren Welt. Hier fängt die Suche nach dem Wissen und nach der Liebe an. „Wer bin ich wirklich?", lautet die zentrale Frage. Auch auf dieser Ebene binden wir uns natürlich weiterhin an äußere Geschehnisse; aber dies geschieht aus einer ganz anderen Perspektive. Wir suchen nicht, weil wir überleben müssen. Wir suchen, weil wir erkennen möchten. Ich erkenne mich – ich bin. Die neuen Bindungen aus der Ich-Ebene sind unsere Lern-Prozesse, wo wir immer etwas Neues über uns selber lernen und so weiter zum Wissen und zur Liebe wachsen können. Das Ego muss sich binden, um zu überleben, da es vergessen hat, dass das Leben selbst Liebe ist. Das Ego hat vergessen, dass es ewig und bedingungslos geliebt wird.

Was wir noch nicht erkannt haben, möchten wir von außen besitzen. Dies alles geschieht auf der Ego-Schiene. Das Ego kennt noch kein wahres Ich, kein wahres Individuum. Das Ego kennt nur seine Bedürfnisse und möchte sich in der äußeren Welt binden, damit es die benötigte Energie zum Existieren bekommen kann. Das Ego greift immer nach dem Äußeren. Es definiert sich vollkommen über das DU, welches es besitzt, manipuliert, kontrolliert und von sich abhängig machen möchte. Gleichzeitig ist es natürlich selbst von diesem Du abhängig. Beim Ego ist Abhängigkeit ein wichtiges Thema.

Das Ich aber möchte wissen. Was wir noch nicht wissen, ziehen wir an, damit wir es erkennen. Auf der Ich-Ebene ziehen wir, durch unseren Wunsch zu wachsen, bestimmte Erfahrungen in unser Leben, um neue, tiefere Erkenntnisse zu gewinnen. Zuerst sind es die Erfahrungen mit Antworten auf die Frage: „Wer bin ich." Auf dieser Ebene lernt man die eigenen Ängste kennen und wie man mit ihnen umgehen soll. Auf dieser Ebene entdecken wir das Selbstwertgefühl. Wir lernen, um zu erkennen und um uns weiterzuentwickeln. Deswegen gibt es auf diesem Weg auch keine Fehler. Es hat alles einen Sinn, da wir lernen möchten. Das Nicht-Wissen holt sich alle Arten von Erfahrungen, um bewusst zu werden. Das Nicht-Wissen (Ego) und das Wissen (Ich bin) bilden eine Einheit, die in ständiger Bewegung ist und das Leben gestaltet.

Auch auf der Ich-Ebene treffen wir natürlich weiterhin auf unser Ego. Diesmal in Form von bekannten Zweifeln, Unsicherheiten und Ängsten. Erfahrungen, die wir in der Vergangenheit gemacht haben, zeigen sich uns hier in einem neuen Licht.

Wir möchten jetzt erkennen, was hinter diesen Eigenschaften steckt. Wir möchten wissen, warum wir Zweifel, Ängste oder Schuldgefühle verspüren. Wir möchten erkennen und uns weiterentwickeln. Die Erkenntnis verwandelt jede Situation und öffnet für etwas Neues. Die Erkenntnis ermöglicht uns mehr und mehr zu verstehen, wie vollkommen das Leben ist. Aus dem Blickwinkel der absoluten Intelligenz vollzieht sich alles nach unverrückbaren Gesetzen im ewigen „Zeit-und-Raum-Spiel". Außer der Vollkommenheit gibt es nichts.

Wir sind zum Lernen in dieser weisen Schule – und diese Schule heißt Leben. Je mehr wir wachsen umso mehr haben wir selber den Wunsch, allen Problemen zu begegnen, um sie zu lösen. Wir wollen die Wolken begreifen, damit wir sie vertreiben können und der Himmel nur noch blau strahlt. Kein einziges Problem ist negativ, sondern die vollkommene Intelligenz schickt uns ein Problem, weil wir es lösen sollen und lösen möchten. Der Weg geht von außen (Du) zum Ich. Vom Nicht-Wissen zum Wissen.

Es gibt kein Problem, das ich nicht lösen kann. Wir ziehen die Probleme an, damit wir geistig und spirituell wachsen können. Beim Lösen der Probleme erkennen wir unsere innere Kraft. Wir erspüren unser wahres Potenzial. Nur das Ego hat Angst und sieht Schwierigkeiten bei der Problemlösung. Das wahre Ich versucht immer zu verstehen, zu begreifen und Erkenntnisse zu gewinnen. Das Leben bringt uns nie mit etwas in Kontakt, das falsch ist. Das Leben stellt uns immer die Aufgaben, die wir annehmen dürfen, um unsere Defizite (Mankos) zu überwinden. Ein gutes Beispiel dafür ist eine Pyramide. Eine Pyramide besteht aus vielen, vielen Steinen.

Beim Bauen begreift man nicht, weshalb man diese Klötze schleppt, weshalb das Leben so schwer ist. Wenn man dann die Pyramide von innen betrachtet – jeder Stein fügt sich ganz genau auf den anderen – dann kann man in alle Leben zurückschauen und findet nur diese Perfektion, auch wenn man sehr viel Leiden kennengelernt hat.

Wer den Wunsch hat zu wachsen, der begegnet dem Schweren. Auch das Schwere dient uns auf dem Weg zur vollkommenen Liebe. Die Worte *Ja* und *Danke* kommen dann von selbst. Unser Lehrer ist das göttliche Selbst, die Intelligenz, die uns keine falschen Aufgaben gibt, sondern immer die, welche wir im Moment lösen wollen. Wenn wir wissen, dass die Lösungen schon da sind, schon in uns liegen, dann gehen wir den Weg der Liebe.

DAS EGO UND DAS WAHRE ICH

Bei der Heilung ist es von entscheidender Bedeutung, die Bindungen zu erkennen, die das wahre Ich, das unsterbliche Individuum, von seinem eigentlichen Wesenskern fernhalten. Das Ego kann diesen Prozess nicht leisten, weil es sich gerade von den Bindungen ernährt und sie daher zum Überleben benötigt. Das wahre Ich dagegen ist immer aktiv, auch wenn es in der Regel noch vom Ego überschattet und dadurch eingeschränkt wird. Es zeigt sich im Leben deutlich, indem es beginnt, leise, aber klar, bestimmte Fragen zu stellen: Wo binde ich mich noch an Etwas oder Jemanden? Was löst

Bindung aus? Warum muss ich eine bestimmte Person an mich binden?"

Die Kraft des wahren Ichs durchdringt das sich ständig drehende Ego und erreicht es in seinem Zustand des Nicht-Wissens. Dadurch bekommt jeder Lebensprozess eine neue, kreative Dynamik. Das Individuum bewegt sich aus dem Nicht-Wissen heraus und begibt sich auf den Weg zur Erkenntnis. Dieser Pfad führt von der Ego-Gebundenheit zur Ich-Freiheit; denn das Ich möchte erkennen, das Ich möchte wissen. Es ist im Grunde ein natürlicher, ganz normaler Prozess, der allerdings verständlicherweise bei jedem Menschen anders verläuft.

Viele Menschen sind noch ganz dicht mit ihrem Ego verbunden. Sie identifizieren sich nahezu völlig damit. Das führt dazu, dass sie sich jahrelang an ungesunde alte Gewohnheiten, überlieferte Traditionen, begrenzende Vorstellungen und schädliche Wünsche klammern. Sie sind noch nicht in der Lage, sich von ihren selbst gesetzten Erwartungen zu befreien. Erwartungen, die sie an ihre Umgebung haben, die aber meistens im Gegenzug auch die Umgebung an sie hat. Wenn dieses Spiel läuft, denken diese Menschen immer, dass das Leben in Ordnung, gesund und gut ist, weil sie die Erwartungen der anderen erfüllen und die anderen sich bemühen, ihre Erwartungen zu erfüllen. Alle Beteiligten bemerken oft jahrelang gar nicht, was für eine gegenseitige Abhängigkeit vorliegt. Mein Mann ist gut für mich, weil er immer für mich sorgt. Meine eigene Frau ist die ideale Frau für mich, weil sie sich um den ganzen Haushalt kümmert – um ein noch immer klassisches Abhängigkeitsfeld zu benennen.

Die gegenseitige Abhängigkeit ist offensichtlich, obwohl es anscheinend eine gegenseitige „Absprache" ist. Doch wenn sie sich nicht mehr um den Haushalt kümmert, ist sie dann nicht mehr ideal für ihn? Wenn der Mann nicht mehr für sie sorgt, ist er dann ein schlechter Mann? Die meisten Menschen antworten, wenn man sie konkret auf ihre eigenen Abhängigkeitsverhältnisse anspricht, in der Regel mit den Worten: „Ich weiß nicht, diese Frage habe ich mir noch nicht gestellt. Wir haben es immer so gemacht. Es war immer so und es war immer gut."

Weil Sicherheit da war – war es immer so, und es war immer gut. Das Ego ist zufrieden. Das Ego ist sogar in gewisser Hinsicht immer noch zufrieden, auch wenn der Mann aufhört, für die Frau zu sorgen, und die Frau sich nicht mehr um den Haushalt kümmert. Das Ego findet nämlich wieder etwas Neues, womit es Abhängigkeit – und Schein-Sicherheit – herstellen kann. Es kommt zu kleinen Veränderungen – und das Spiel geht in der nächsten Runde weiter. Das Ego fragt nie nach einem „Warum"! Das Ego fragt nie: „Was magst du eigentlich wirklich? Wer bist Du?" Das Ego möchte nicht wissen. Das Ego möchte festhalten an dem, was Sicherheit bietet. Daher stellt es eine große Herausforderung dar, das Ego zu erkennen. Es ist häufig ausgesprochen trickreich. Das Ego versucht beispielsweise, uns immer auf den bequemsten Weg zu bringen, wo wenig zu suchen und noch weniger zu erkennen ist. Das Ego verlangt nicht danach, zu wissen oder zu erkennen. Dem Ego reicht es vollkommen aus, sich zu binden, an wen oder was auch immer, um zufrieden zu sein. Das wahre ICH möchte dagegen das LEBEN erfahren und sich darin zeigen und verwirklichen. Das wahre Ich möchte erkennen: „Wer bin ich? Was mache ich eigentlich hier? Bin ich dieses Ego wirklich, diese gut funktionierende Maschine, die vorrangig die Erwartungen der anderen und nicht meine eigenen erfüllt? Ist das Leben noch etwas mehr als nur das, was ich bis jetzt gemacht habe?" Das wahre Ich möchte erkennen. Das wahre Ich verlangt nach mehr Bewusstsein; und zum Glück ist dieses Bewusstsein wie ein Magnet – es ist anziehend.

Sobald das wahre Ich (Erkenntnis/Bewusstsein) erwacht, herrscht zwischen Ego und Ich eine Spannung. Nahezu jeder Mensch kennt diese innere Zerrissenheit. Der Kopf will dieses und jenes, aber das Herz führt in eine andere Richtung. Was nun? Hier kann der erste Schritt erfolgen, um sich vom Ego, von allen Prägungen und Einengungen im Leben, zu befreien. Das Ich erkennt, dass es mehr ist als nur die bereits erwähnte „Rolle" in einem seit Jahrhunderten vorgeschriebenen „Rollenspiel".

Wenn diese innere Zerrissenheit über eine längere Zeit andauert und der (die) Betroffene keine Lösung für diesen Zustand findet, dann manifestiert sich diese innere Unruhe und Disharmonie schrittweise auf der körperlichen Ebene. Das Spektrum reicht dabei von Kopfschmerzen, Migräne, Magenproblemen bis hin zu Bandscheibenerkrankungen. Die Heilung erfolgt erst dann, wenn man innerlich eine Entscheidung getroffen hat. Ein Mensch, der nicht in der Lage ist, eine Entscheidung zu treffen, wenn seine persönliche Lebenssituation dies verlangt, verharrt in einer sehr problematischen inneren Starre. Dieses Verhalten wird relativ rasch eine bestimmte körperliche Symptomatik hervorrufen. Mancher wird dadurch aufgeweckt, viele versuchen dagegen, diese Warnzeichen abzustellen, indem sie bestimmte chemische

„Symptom-Unterdrücker" zu sich nehmen und diese irrtümlich als „Medika-mente" bezeichnen, obwohl sie nicht den Geist (mens) heilen (medicare). Alle körperlichen Hinweise sind nichts anderes als hilfreiche „Zeichen", dass dringend einige wichtige Lernprozesse durchgeführt werden müssten. Es geht dabei vorrangig um die Lösung von alten Bindungen und um die Befreiung von starren Mustern, die nicht dem Wesen des wahren Ich entsprechen und es dadurch in seiner natürlichen Entfaltung einschränken.

Die Kunst in der Lösung solcher inneren Krisen und Schlüsselsituationen im Leben des Einzelnen besteht darin, die existierende Realität – auf der inneren und äußeren Ebene – zuerst einmal vorbehaltlos zu akzeptieren und nicht aus dem kleinen Ego energisch dagegen anzusteuern. Macht ruft zumeist Gegen-Macht hervor! In der beobachtenden Akzeptanz zeigt sich dagegen die Bereitschaft, anzuerkennen, bewusst zu machen und dann wirklich den Weg des wahren Ichs zu gehen und der eigentlichen inneren Bestimmung zu folgen.

Das Ich ist durstig – die Erkenntnis zieht es an wie eine lebendig sprudelnde Quelle. Das Ich möchte Erfahrungen sammeln, um zu lernen. Es geht ihm nicht darum, wie es etwas tun kann (soll), sondern wie es es selber sein kann. Das Ego möchte ständig etwas *tun*. Das Ego ist ständig auf irgendeine Weise aktiv. Das Ich dagegen möchte *sein* und sich tiefer erkennen.

In dem Augenblick, in dem sich unser Bewusstsein ändert, verändert sich auch alles um uns herum: Wir möchten den Beruf ändern, den Partner wechseln, vorgegebene Grenzen überwinden und alles, an dem das Ego gehangen hat, sofort ablegen. Aber – dieses Geschehen benötigt Zeit. In dieser Lebenssituation ist es überaus wichtig zu überprüfen, woher die persönlichen Wünsche kommen. Das Ich hat sich zwar für das neue Bewusstsein geöffnet; aber das Ego steuert noch das Denken! Oft kommen die Wünsche noch immer aus dem Ego heraus – und das Ego blockiert weiterhin, weshalb die neuen Vorhaben sich nicht erfüllen können. Warum? Ganz einfach: Weil sie aus der Ebene des „Haben" kommen und nicht aus der Ebene des „Sein". Diese Ebene hat man erst dann betreten, wenn man wahrhaft gelassen ist und wirklich versteht, was man für sein eigenes Wachstum benötigt. Gelassen ist, wer gelassen hat!

Viele Menschen sind nach den ersten spirituellen Erfahrungen und seelischen Berührungen (Meditations-Kurs, Seminar über Heilen etc.) tief überzeugt, dass sie ihren Alltag sofort verändern müssen. Nun sind Veränderungen auch durchaus richtig; aber wenn der Zeitfaktor bei der eigenen inneren Entwicklung nicht akzeptiert wird, landen viele trotz bester Absichten oft in einem Chaos und wundern sich, dass die geistigen Gesetze anscheinend doch nicht funktionieren. Oder zumindest nicht so, wie sie es gerne haben möchten. Dann sind Beziehungen und Bindungen zerbrochen, Menschen enttäuscht, die berufliche Tätigkeit vernachlässigt – und alle Beteiligten leiden nur. Dies alles geschieht, wenn der Wunsch nach Veränderungen aus der leidenden Persönlichkeit kommt und nicht von der Klarheit der Seele geführt wird. Die Seele weiß immer, dass die ersten Veränderungen aus dem Inneren kommen müssen! Ein kopfloser Umbruch oder ein radikaler Umsturz im Äußeren – das ist zumeist die Handschrift des Egos! Das Ego will einen Partner durch einen anderen ersetzen, will von einem Job in den nächsten wechseln – doch damit ist noch keine Veränderung vollzogen. Es hat nur einen Wechsel im äußeren Bereich gegeben. So schlau wirkt das Ego! Hier ist also Vorsicht geboten!

Die Seele lernt, wächst und beobachtet; und wenn sie innerlich reif und klar ist, dann sind die Veränderungen ein Teil des Wachstums der Seele und weisen keine zerstörerische Komponente auf. Das Ego richtet sich gegen den Strom und kämpft. Das wahre Ich schwingt im Einklang mit allen Gesetzen und lebt in der harmonischen Einheit.

Wenn man erstmals den Zustand des „Ich Bin" spürt, begegnen einem häufig viele Schatten aus der Vergangenheit. Es zeigt sich nochmals, was wir schon alles erlebt haben. Das, was man unterdrückt oder nicht wahrgenommen hat, kommt wieder, nunmehr auf einer ganz neuen Ebene. Dies alles sind Persönlichkeitsteile, welche unser Ego nicht in der Lage war, ehrlich anzuschauen und zu bearbeiten. Daher sind nunmehr Konsequenzen gefordert, denn es gilt, von diesem Verdrängten und nun erneut Aufgetauchten etwas zu lernen. Das Ego macht keine Anstalten zu lernen, das Ego existiert einfach. Nur das Ich verspürt dieses Bedürfnis zu lernen und zu wachsen, weil es leben will. Deswegen kommt auf dieser neuen Ebene das Alte sofort zum Vorschein. Am Anfang ist das Ich meist noch nicht stark genug, um das alles sofort zu verkraften. Solange die Erinnerungen noch eine schmerzhafte Schwingung auslösen, ist auf der Ego-Ebene noch etwas lebendig und will angeschaut und bearbeitet sein. Das bedeutet: Etwas muss noch angenommen und akzeptiert werden, um eine neue Erkenntnis zu gewinnen.

So kann sich zum Beispiel eine auskurierte Bronchitis nach einer gewissen Zeit wiederholen, wenn man bestimmte innere Prozesse macht und tiefsitzende Ängste, die bisher noch nie angeschaut wurden, sich gerade dann melden, wenn man dabei ist, etwas Neues anzufangen. In diesem Fall sollte man sich nicht fragen: „Wieso habe ich wieder die gleiche Krankheit bekommen." Sondern: „Was habe ich bei meinem Prozess noch nicht gesehen? Was ist da, was mich noch mit der Vergangenheit verbindet? Welcher Teil von mir möchte noch angeschaut und integriert werden?" Nur so kann man eine Krankheit wirklich heilen – durch bewusste und ehrliche innere Arbeit. Dieser Prozess erfordert Zeit und Geduld!

Schmerz, Trauer, Leid oder Ängste, alle Erfahrungen, die wir auf der Ego-Ebene unterdrückt haben, weil wir funktionieren mussten, kommen jetzt, im Zustand des Ich Bin, des wahren Ich-Bewusstseins, wieder auf uns zu. Sie klopfen und fragen: „Hallo, hört mir bitte zu!" Und sobald wir in der Lage sind, all dies anzunehmen und es neu anzuschauen, wachsen wir. Wir müssen nichts unterdrücken oder verheimlichen, wir dürfen alles befreien! Was für eine Chance! Auf der Ich-Ebene sind wir nicht mehr Gefangene unserer Gefühle und vergangener Geschehnisse. Wir haben jetzt die Chance, die Kraft der Gefühle kreativ umzusetzen, um uns weiter zu entwickeln und geistig zu wachsen! Weil das Leben die Fülle und vollkommen ist, ermöglicht es uns immer wieder, die Erfahrungen anzuziehen, die wir für unsere weitere Entwicklung unbedingt benötigen. Mit dem Ich-Bewusstsein können wir aus all diesen Erfahrungen Erkenntnisse ziehen, die uns stark, vollkommen und frei machen.

So verstehen wir Schmerz und Leid ganz anders. Schmerz auf der Ego-Ebene blockiert. Leid auf der Ich-Bin-Ebene leitet. Auf der Ego-Ebene muss man alle Rollen spielen, alle Pflichten übernehmen und im Alltag funktionieren, um zu „überleben". Deswegen erlauben die vielen „Verpflichtungen" uns nicht, wahrhaftig nach innen zu gehen und zu schauen. Es gibt keinen Raum dafür, weil man sich den äußeren Umständen anpassen muss. Und die Krankheit, die uns immer etwas mitteilen will und welche die Seele „benutzt", um uns aufzuwecken, ist nicht erwünscht, sobald man das „Lebensspiel" spielen muss. So stauen sich im Inneren ungelöste Probleme, nur um im Äußeren funktionieren zu können. Ein Schmerz auf der Ich-Ebene ist immer ein Zeichen, inwiefern man sich von der wahren Liebe entfernt und vergessen hat, dass die Liebe die einzige heilende Kraft ist. So führt diese Erkenntnis dazu, zu suchen, warum so etwas passieren konnte und was die Ursache dafür ist. Weil die Sehnsucht nach Liebe groß ist und man wieder zurück will in die alte Sicherheit, ist der Schmerz ein Indikator dafür, zu schauen, warum man aus dem Fluss der Liebe herausgefallen ist. Welche Teile müssen noch integriert und angenommen werden. Das Ich übernimmt Verantwortung für sich selbst und sucht.

OPFER UND TÄTER

Was wir innerlich nicht erkennen oder unwissentlich verdrängt haben, strahlen oder projizieren wir nach außen und beginnen dadurch das „Opfer-Täter-Spiel". Dieses Spiel ist in jedem von uns angelegt, weil wir die großen Lebensgesetze noch nicht erkennen. Deswegen müssen wir diese Erkenntnisse von außen gespiegelt bekommen – durch das „Opfer-Täter-Rollenspiel". Ich ziehe etwas an, das mir mein inneres Problem von außen spiegelt. Das „Ich" können wir immer verändern, das „Du" nicht. Es ist immer das Ich, das ein Ungleichgewicht aufweist und zum „Opfer-Täter-Spiel" seine Zustimmung gibt. Aufgrund vieler, sehr vieler Erfahrungen der Vergangenheit besteht für das Ich die dringende Notwendigkeit, Erkenntnisse zu gewinnen – und deswegen sagt es „Ja" zu bestimmten Situationen.

Opfer und Täter gehören immer zusammen betrachtet. Wir dürfen nicht nur anklagend auf den Täter zeigen. Es kommt uns nur das entgegen, was wir noch nicht gelernt haben. Das wahre Ich will immer wieder etwas kennenlernen und Neues ausprobieren. In diesem Prozess kommt auch alles Alte, Unbearbeitete zu uns zurück. Dies geschieht nach klaren Gesetzen. Es gibt in letzter Konsequenz kein getrenntes „Du" – alles ist „ICH". Der Andere ist die Spiegelung von mir. Ich habe das Gute und das Böse in mir! Daher ist das „Opfer-Täter-Spiel" immer die Begegnung zwischen Liebe und Unwissenheit. Wir bewerten eine Situation oder Erfah-

40

rung nur deswegen als schwierig, weil wir die Lektionen aus früheren Situationen noch nicht gelernt haben. Wir weinen im Grunde über alle Lektionen, welche für uns noch unverstanden sind.

Das Ich bindet sich in der Außenwelt. Es spielt seine Rolle einmal als Opfer, ein andermal als Täter – immer nur, um sich selbst zu erkennen. Aber es geht immer nur um uns, um das wahre Ich! Der tiefere Sinn des Spieles liegt darin, zu erkennen, warum wir alle diese Rollen spielen. Wenn wir diesen Sinn begriffen haben, leben wir in der Glückseligkeit; denn wir senden Liebe aus, und die Liebe kommt zu uns zurück. Wir müssen im „Opfer-Täter-Spiel" nicht länger mitspielen. Das „Opfer-Täter-Spiel" beginnt stets damit, dass wir noch nicht erkennen können, inwiefern alles in uns ist. Deshalb verlegen wir einen magnetischen Kraftpol nach außen. Zum Beispiel: „Ich bin weiblich, ich bin Opfer. Bitte, bitte, wo ist meine männliche Seite?" Sie liegt natürlich immer im Inneren. Aber da das „Opfer" sie nicht erkennt, sucht sie diese im Äußeren, damit sie ihr über die Spiegelung bewusst werden kann. Je mehr sich jemand als Opfer empfindet, desto stärker zieht er den Täter an. Eigentlich vollzieht sich das Spiel immer in uns selbst – und es ist ein absolut vollkommenes und ein absolut gerechtes Spiel. Die aus ihm zu gewinnende absolute und vollkommene Erkenntnis kann keine Materie schenken.

Das gesamt Spiel-Geschehen wird ausgelöst durch das Nicht-Wissen; und das Nicht-Wissen entsteht dadurch, dass wir Männlich-Weiblich (und jede andere Polarität!) trennen und Opfer-Täter, Täter-Opfer als Spiel des Lebens akzeptieren. Ich erkenne mich als Opfer und suche einen Täter; oder ich erkenne mich als Täter und suche mir ein Opfer. Es ist ein perfektes, schlaues, gerissenes Spiel. Eigentlich ist es so einfach zu durchschauen; denn es geht in diesem Spiel nur um das Ego. Das Ego ist der Spieler, der alle Rollen spielt. Das Ego ist das Nicht-Wissen und spielt das „Opfer-Täter-Spiel". Es spiegelt etwas nach außen, was wir, als Ich, welches das Ego in sich trägt, eigentlich selber sind. Der einzige Weg heraus aus der Spiel-Situation führt über das „Ich Bin".

Mein inneres Wesen empfindet ein Defizit. Dieses Defizit projiziere ich nach außen und hole mir dann, was ich suche. Durch dieses Vorgehen erkenne ich endlich, dass ich Täter und Opfer gleichzeitig bin. Ich bin männlich, ich bin weiblich, ich bin göttlich, ich bin Einheit. Diese Erkenntnis ist letztlich der Weg heraus aus allen diesen Rollen und aus dem Spiel. Um nicht missverstanden zu werden: Ich spreche hier immer von einem geistigen Geschehen, nicht von der rechtlichen Situation zwischen Tätern und Opfern!

Das Leben beschenkt uns mit vielen Beispielen, anhand derer wir aus dem Rollen-Verhalten des „Opfer-Täter-Spieles" viel lernen können. Dazu ist es aber erforderlich, dass wir dies wirklich möchten, wirklich bereit sind, etwas zu lernen und dadurch etwas zu verwandeln. Nehmen wir ein typisches Beispiel aus dem Alltag: Ein Mann fühlt sich schlecht behandelt von seinem Chef. Er bekommt nie ein Lob von ihm vor den anderen Kollegen. Er erhält trotz ausgezeichneter Leistungen nie eine Prämie. Der Chef behandelt ihn nur als einen Angestellten, der seine Arbeit pflichtgemäß erfüllen muss; aber er sieht nie auch einen MENSCHEN in ihm. Er erwartet immer Leistung, Pünktlichkeit und Präzision, aber hat kein menschliches Wort für ihn übrig. Die Überstunden werden auch nicht ausbezahlt, oder wenn dies doch erfolgt, dann nur völlig unangemessen. Der Mann fühlt sich wie ein Opfer. Aber er muss diese Arbeit machen, weil er seine Familie zu ernähren hat und in seinem kleinen Dorf nicht viele Arbeitsmöglichkeiten vorhanden sind. Ein Hamsterrad…

Wo ist der Weg heraus aus dem Hamsterrad? Wer ist schuld? Der Chef spiegelt dem Mann nur sein Defizit – das Defizit an Selbstvertrauen, Selbstwertgefühl und Selbstanerkennung. Sobald der Mann sich entscheidet, nicht mehr die Rolle des Opfers zu spielen und selbst die Situation in die Hand zu nehmen (der äußere Druck muss groß genug sein, um diesen Schritt zu machen), wird er beispielsweise das Gespräch mit dem Chef suchen oder sich doch um einen anderen Job bemühen. Es kommt Bewegung in das Ganze – und daraus kommt es zu einer Veränderung. Der Mann findet aus der Opfer-Rolle heraus. Er hat erkannt, dass diese Rolle unwürdig ist. Er hat erkannt, dass er mehr Potenzial hat, als er gerade lebt. Er hat seinen wahren „Ich Bin"-Zustand erkannt. Und diese Erkenntnis verändert etwas. Er muss dann zwar auch weiterhin noch seine Familie ernähren, aber es steht dahinter kein Zwang mehr, kein „ich muss es schaffen, sonst überleben wir nicht", sondern es ist nun seine eigene Wahl. Er entscheidet bewusst, wie er am besten mit seinen Fähigkeiten so umgehen kann, dass er sich damit innerlich zufrieden fühlt und dennoch auch die Familie ernährt wird. Es stellt sich daraus eine ganz andere Qualität ein. Es ist nicht der Zwang zu überleben, sondern die Kreativität eines freien und selbstbestimmten Lebens. Der Mann wird natürlich auch weiterhin mit anderen Bindungen befasst sein, weil wir diese

Bindungen noch zu unserem geistigen Wachstum benötigen, aber diese neuen Herausforderungen werden eine ganz andere Qualität aufweisen.

DAS INNERE DEFIZIT

Alle Menschen streben nach Glück, Gesundheit und Liebe. Alle möchten in Ruhe und Harmonie, ohne große Tragödien und Schwierigkeiten leben. Das Leben in vielen westlichen Gesellschaften ermöglicht es immer mehr Menschen, ohne große Probleme ihre materiellen Bedürfnisse zu sättigen. Aufgrund dieser äußeren Entwicklung hat der Einzelne mehr inneren Freiraum und damit die Möglichkeit gewonnen, sich für seine geistigen Werte zu interessieren.

Wie kann ich mehr inneres Glück erfahren? Wie kann ich wirklich zufrieden und ausgeglichen sein? Wie finde ich zu tiefer innerer Ruhe. Dies sind oft gestellte Fragen von geistig suchenden Menschen. Am Anfang suchen die meisten alles im Äußeren, und zwar nicht nur in materieller Hinsicht. Auch angesichts der Frage: *„Wer bin ich wirklich?"* richtet sich der Blick vieler auf äußere Erlebnisse und Erfahrungen. Bei der Suche nach Antworten auf diese zentrale Frage findet man mit einiger Aufmerksamkeit in sich sehr viele Räume, die noch nicht entdeckt, noch nicht erkannt wurden. Mit dem Stellen dieser Frage begibt man sich auf die Suche nach seinem wahren inneren Potenzial. Man erfüllt nicht nur eine Rolle – als Hausfrau, als Manager, als Studentin, als Sekretärin, als

Gärtner, als Ehemann oder Liebhaberin. Jeder Mensch ist mehr. In jedem Einzelnen existiert sein wahres Wesen, sein wahres – ICH BIN. Die Erfahrung des *ich bin mehr,* mehr als die Rolle oder die Aufgabe, die ich in einer oft seit Jahren festgefahrenen Struktur leben muss, öffnet automatisch auch für die innere Bereitschaft, sich selber noch bewusster zu erleben. Die Rolle, die man sich gegeben oder in welche man sich durch sein Leben ergeben hat, weist verständlicherweise Beschränkungen aller Art auf. Jede feste Rolle bietet zwar Sicherheit, aber gleichzeitig leider auch meist zahlreiche Beschränkungen. Bei der Suche nach seinem wahren „Ich Bin" will man diese Beschränkungen plötzlich überwinden, weil das erste „Ich Bin-Erlebnis" meist sehr stark und anziehend wirkt. Man erkennt plötzlich die Defizite, das persönliche Manko, das man jahrelang mit sich getragen hat, und möchte dieses möglichst sofort ausgleichen. Kein Wunder, dass sich bei so vielen Menschen, die ihre Beschränkungen und Defizite erkennen, plötzlich ein Umbruch bemerkbar macht. Sie versuchen, alles zu ändern, was sie bis jetzt als ihr „normales Leben" betrachtet haben, und alles anders zu machen, als sie es bis jetzt gemacht haben. Sie haben begonnen, sich selbst zu entdecken, und in diesem Augenblick erkannt, wie wenig sie sich um ihr wahres Ich gekümmert haben, wie groß das Manko an wahrem inneren Glück und Liebe tatsächlich ist. *„Ich war immer nur für die anderen da",* lautet häufig die Antwort dieser Menschen. Dies bedeutet – sie haben sich nicht angemessen um ihr eigenes *Ich Bin* gekümmert, sondern zuerst alles Gute für den oder die anderen getan. Auf diesem Weg haben sie versucht, sich selbst zu finden, doch vorrangig im Äußeren, durch den Anderen.

Jetzt aber erkennt der Mensch: Es geht zuerst um ihn selbst. Er möchte auch glücklich, gesund und geliebt sein und bemerkt plötzlich in erschreckender Klarheit, dass er ein großes Manko hat. Er erkennt unerwartet deutlich, unter was für einem Defizit an Glück, Liebe und Gesundheit er leidet. Er versucht zuerst wieder, weil er es ja nicht anders kennt, dieses Defizit im Äußeren auszugleichen. Er schaut wieder auf den Du-Bereich, versucht erneut, sich dort selber zu finden. Diesmal identifiziert er sich jedoch nicht mit Rollen und Pflichten, diesmal sucht er direkt. Durch seine Selbstwahrnehmung oder durch seine Gefühle versucht er, neue Erkenntnisse und neue Erfahrungen zu sammeln, um sich anders, tiefer und besser zu verstehen und zu definieren, um das Manko an Liebe, Anerkennung und Gesundheit auszugleichen. Der Mensch bemüht sich weiterhin, in der Polarität seine Defizite zu kompensieren. So trifft er natürlich wieder auf das Opfer-Täter-Spiel, bindet sich wieder an neue Erlebnisse, findet sich scheinbar wieder im Anderen. Er sucht und findet gerade das Wenige, was er für seine minimale weitere Entwicklung benötigt, weil das ganze Geschehen nach dem Resonanz-Prinzip funktioniert. Wenn man ein Manko an Liebe hat, zieht man im Äußeren immer wieder die Erlebnisse an, die einem dieses Manko spiegeln.

Eine Frau, die alleine ein Kind großgezogen, sich für es geopfert und ihm einen großen Teil ihrer Lebensqualität geschenkt hat, entscheidet sich nach vielen Jahren endlich, sich auf eine Beziehung zu einem Mann einzulassen. Sie trifft auf einen Mann, der zwar lieb ist, aber schüchtern. Er will noch keine neue feste Beziehung eingehen, da er gerade vor einem halben Jahr von seiner Frau verlassen wurde und diese Situation noch nicht verarbeitet hat. Sie hat ein Manko an Liebe, der Mann auch – und beide haben nur die eine Erwartung, dieses Manko auszugleichen. Und zwar natürlich durch die neue Liebe zu dem anderen Partner. Wie wird diese neue Beziehung ausgehen? Sie werden sich am Anfang vorsichtig aneinander herantasten, dann werden die Erwartungen allmählich, aufgrund positiver Empfindungen, immer größer und größer, und die Sehnsucht, das alte Manko auszugleichen, natürlich auch. Man vergisst sich selber – sein wahres Ich Bin – und hofft nur, dass nun endlich einmal die langgehegten Erwartungen zur Erfüllung kommen. Man sieht den neuen Partner (die neue Partnerin) selten realistisch, weil man nur seine eigenen Erwartungen im Kopf hat: Endlich glücklich zu sein. Aber das Glück kommt nicht. Es stellt sich immer noch nicht ein. Stattdessen kommen erneut Frust, Enttäuschung, Eifersucht und all die anderen Bekannten. Das Manko an Liebe bei dieser Frau ist weiterhin groß, hat sich sogar noch vertieft.

Das Spiel kann nun weitergehen. Sie kann, wenn sie nicht etwas Tiefgreifendes ändert, weiter im Äußeren suchen und weitere und immer neue Enttäuschungen erleben. Bis sie an den Punkt kommt, an dem sie erkennt, dass *sie* etwas ändern muss. Das Äußere hat ihr bis jetzt keine wirkliche Erfüllung gebracht. Ihr Bewusstsein erlebt jetzt den entscheidenden Wandel: Sie erkennt, dass sie nach innen gehen muss, um dort weiter zu suchen. Und in diesem Moment ändert sich alles. Sie befreit sich aus der Polarität! Die alten Erwartungen sind nicht mehr da – es ist nur absolutes, pures Sein. Sie hat etwas Entscheidendes eingesehen: Sie sucht den Ausgleich ihrer ja weiterhin existierenden Defizite nicht mehr im Äußeren, sondern sie schaut nur nach innen. Vor ihrem inneren Blick und ihren inneren Erkenntnissen beobachtet sie, wie sich ihr Leben nun weiter entwickelt. Sie macht nicht mehr die anderen verantwortlich für die Erfüllung ihres Mankos an Liebe. Sie versucht jetzt selber, dieses Manko auszugleichen – durch Lernen, Beobachten, Ausprobieren und Lauschen. Sie versucht immer neu zu erkennen: Was will ich? Was ist für mich jetzt, in diesem Moment, wichtig? Und sie erfährt immer mehr über sich, über ihre eigene Ur-Kraft, ihre eigenen Qualitäten und Talente. Sie entdeckt ihren Mut, aber auch ihre Ängste. Und diese Erkenntnisse befreien sie. Diese Erkenntnisse löschen alle früheren Erwartungen.

Die Frau in unserem Beispiel hat erkannt, dass sie in Wirklichkeit nicht an einem Manko an Liebe litt, sondern dass sie ein Manko an Wissen über sich selbst hatte. Sie begreift, dass sie das, was sie sucht, längst in sich trägt. Es besteht keine Notwendigkeit mehr, etwas von außen dazuzubekommen. Sie hat alles in sich! Diese Erkenntnis schließlich ermöglicht es ihr, nach dem Gesetz der Resonanz, das anzuziehen, was sie wirklich ist. Die Liebe zieht die Liebe an.

Das Leben ist vollkommen, weil es uns immer die Möglichkeit zum Wachsen schenkt. Das Leben entfaltet sich durch unsere Bindungen, unsere Mankos und Defizite, durch welche wir uns selber besser kennenlernen, durch welche wir wachsen und neue Aspekte des Lebens entdecken. Von diesem Gesichtspunkt aus gibt es natürlich auch keine Fehler, weil jedes Defizit eine Chance zum Erkennen, zum Wachsen ist. Wenn man allerdings diese Lektion nicht annimmt, wiederholt sich die gleiche Situation, und der Mensch bleibt stehen, ohne sich weiter zu entwickeln. Die Entscheidung, ob man etwas lernt oder ob man immer das Gleiche wiederholt, liegt völlig in der Hand jeder einzelnen Persönlichkeit. Manchmal muss ein Individuum sich in der gleichen Situation mehrmals wiederfinden, bis es einen Schritt in seiner weiteren Entwicklung, hin zu einer tieferen Erkenntnis, macht. Manchmal kommt die Erkenntnis auch blitzschnell, der Mensch reagiert sofort darauf und nimmt die mögliche neue Entwicklung unverzüglich an. Dieser Prozess ist bei jedem Menschen unterschiedlich, aber jeder erhält immer wieder die Chance zu Wachstum und Erkenntnis, um sich dadurch von alten Mustern und Mankos zu befreien.

URTEILEN

Wenn man über Fehler in seiner eigenen Entwicklung spricht, ohne wirklich die tieferen Hintergründe der eigenen persönlichen und seelischen Entwicklung zu kennen und zu verstehen, was aufgrund der menschlichen Begrenztheit nur allzu häufig vorkommt, bewertet man meistens etwas aus seiner eigenen, ganz persönlichen Sichtweise, um sich selber eine Orientierung in seiner Lebenssituation zu verschaffen. Menschen brauchen diese Worte und Bewertungen, um sich in der äußeren Welt zurechtzufinden. Derartige Bewertungen können einerseits hilfreich sein, andererseits wirken sie aber auch sehr einschränkend. Am besten sehen wir dieses Prinzip heutzutage beim Marketing und in der Werbung. Ein bestimmtes Produkt wird entsprechend laut und überbewertet angepriesen, um eine entsprechende Zielgruppe zu erreichen, die das Produkt kaufen und damit der Firma Geld bringen soll. Jedem potenziellen Kunden wird vorgesagt, was für ihn gut, wichtig und sogar gesund ist. Auf ähnliche Weise, nur konstruktiv, funktioniert auch die Kommunikation zwischen der Persönlichkeit und der Seele. Die Persönlichkeit sucht, die Seele weiß!

Überall dorthin, wo ein Mensch auf der persönlichen Ebene ein Manko hat, beginnt er seine ganze Aufmerksamkeit zu richten. Er überbewertet die Situation, um sie so schnell wie möglich ausgleichen zu können. Der Mensch versucht auf der persönlichen Ebene alles, um das gefühlte Defizit aus-zugleichen; und er beginnt damit, wie schon beschrieben, zuerst im äußeren Bereich. Die erste Orientierung im Äuße-ren beginnt mit den folgenden Bewertungen: Das ist gut für mich. Das will ich. Das ist nicht gut für mich, das will ich nicht. Wobei hinter vielen dieser Feststellungen bestimmte uneingestandene Ängste stehen, die zwischen Wollen und Nicht-Wollen entscheiden. Jeder Mensch fällt in jeder Situa-tion seine Bewertung seinem inneren geistigen Reifezustand gemäß, welcher aber mit der realen Situation gar nichts zu tun haben muss, und so beurteilt er die Situation rein sub-jektiv als positiv oder als negativ.

Ein Mensch, der ein Defizit an Liebe hat, wird in der Suche nach dieser Liebe seine höchste Priorität sehen und diesem Ziel alles unterordnen. Ein Mensch, der Erfolg im Leben sucht, arbeitet hart und tut alles, um Erfolg zu haben. Diese Menschen haben Prioritäten, die für sie wichtig sind und für sie an erster Stelle stehen. Gefärbt durch die eigenen persönlichen Brillengläser, bewerten sie das Leben und jede Situation, die sie weiterbringt in ihrer Suche nach Liebe oder Erfolg, als positiv, während alles, was sie daran hindert, als negativ eingestuft wird. Was ist aber wirklich negativ und was ist wirklich positiv?

Der, in seinem Hauptthema, nach Liebe suchende Mensch würde sich freuen, wenn er eine Beziehung hätte, in der er mehr Zärtlichkeit und Austausch erleben könnte, und er wäre sofort bereit, seine Karriere zu opfern, weil diese ihm nicht genügt, um sein Leben wahrhaft glücklich zu leben. Dieser Mensch verurteilt daher alle anderen, die in einer Beziehung leben und nicht schätzen, was sie daran haben, und stattdessen ständig versuchen, mehr und mehr Karriere zu machen. Ein vorrangig nach Erfolg suchender Mensch bleibt lieber alleine und arbeitet stundenlang, um seinen begehrten Erfolg zu erzielen. Er widmet sich völlig seiner Arbeit und verurteilt alle, die etwa ihre Karriere aufgeben, um sich möglicherweise ganz dem Familien-Leben zu widmen. Jede Person in diesen beiden Beispielen, die beliebig austauschbar sind, bewertet ihr Leben und die äußeren Geschehnisse ausschließlich danach, wo sie ihr Defizit oder Manko hat.

An diesen einfachen Beispielen kann man mühelos erkennen, wie eng die Bewertungen oder Urteile mit den bestehenden Defiziten verknüpft sind, sobald wir von der persönlichen Ebene eines Menschen sprechen, der auf der Suche nach Wissen (Selbstfindung) ist. Etwas zu bewerten, bedeutet, den äußeren Geschehnissen einen Wert von dem persönlichen Standpunkt aus zu unterlegen, an welchem der betreffende Mensch steht. Durch Beurteilen und Bewerten orientiert sich das Ego (die

Persönlichkeit) in der äußeren Welt, welche aus Polaritäten besteht. Aber die Polarität als solche stellt keinen Wert an sich dar, sie ist und bleibt immer die Polarität, welche die Ganzheit des Lebens ausmacht. Wie der Mensch auf diese Polarität des Lebens reagiert, hängt von seinem inneren Wachstum und seiner inneren Reife ab. Je mehr ihm die äußere Welt, die Polarität, zusagt, je mehr er diese Polarität braucht, weil er in ihr sucht, bewertet und beurteilt, was gut und was schlecht ist, desto intensiver dreht er sich weiterhin im „Rad des Lebens". Er lebt in der Bestimmung des „Ich will" und damit unter dem GESETZ. Mittels seiner Bewertungen und Beurteilungen erreicht er aber nie wirklich innere Zufriedenheit und erfüllende innere Erkenntnis. Erst wenn es ihm gelingt, sich von diesem „Rad" zu befreien, wird er zu echten Einsichten gelangen, sich vom „Täter-Opfer-Spiel" befreien und wahrhaft sich selbst finden. Damit einher geht wirkliche Befreiung.

Alle Bewertungen und Beurteilungen sind immer Produkte des Denkens, mit welchem sich eine Persönlichkeit perfekt identifizieren kann. Das Denken hilft natürlich, sich im Äußeren zu orientieren. Sobald man sich allerdings nach innen wendet, um geistige Fortschritte zu erzielen, fällt das Beurteilen oder das Bewerten als Erstes heraus. Diese alte Orientierung benötigt die Seele nicht mehr, weil sie erkannt hat, dass jede Bewertung und jede Beurteilung beschränkt ist in und von der Zeit. Die Seele dagegen akzeptiert und respektiert alle Schritte, die sie zu machen hat, weil sie diese als Teil des Ganzen ansieht. Die einzige Orientierung, derer die Seele bedarf, ist das innere Vertrauen und Verstehen, dass alles mit allem zusammenhängt. Die Seele sieht die Geschehnisse komplexer und lernt zu verstehen, wie die Ereignisse zusammenhängen.

Das, was aus dem persönlichen Blickwinkel wie ein Fehler erscheinen mag, ist aus der seelischen Perspektive eine große Chance für die Bewusstseinsentwicklung.

Das vollkommene Verstehen dieser Gesetzmäßigkeiten ist von entscheidender Bedeutung für jeden Menschen, der sich dem Geistigen Heilen zuwenden will. Beim Heilen soll ein Heiler betrachten und nicht beurteilen. Der Heiler kann nicht und muss auch nicht wissen, warum der Klient da oder dort Probleme hat, warum er sich nicht mehr „im Fluss des Lebens" befindet. Der Heiler stellt nur seinen Körper, seine Person zur Verfügung, um das Potenzial des Himmels durch sich fließen zu lassen und Vertrauen auszustrahlen. In dem Moment, in dem ein Heiler, selbst mit bester Absicht, versucht, einem Klienten zu helfen, und dabei ein Urteil über etwas abgibt, mit dem der Klient Probleme hat, nimmt er dem Klienten gesetzmäßig, automatisch und unangemessen seine Eigenverantwortung, um mit seinem Problem bewusst umzugehen, dadurch etwas zu erkennen und dadurch innerlich zu wachsen. Durch ein solches Vorgehen stellt sich der Heiler zwischen die fließende himmlische Kraft und seinen Klienten.

Viele Klienten erwarten zwar von einem Heiler, dass er ihre Schmerzen wegnimmt und ihnen hilft, ihre Probleme für sie zu lösen; aber hier liegt der höchste Gefahrenpunkt für einen geistigen Heiler. Ein Heiler darf nur geschehen lassen! Niemals darf er sich durch Beurteilen in die Freiheit seiner Klienten einmischen! Heilung ist Liebe. Heilung ist ein blitzschneller Impuls, welcher mit einer hohen Intelligenz verbindet. Diese INTELLIGENZ weiß, was zu tun ist und welchen Weg die Heilung wählen soll. Die Initialzündung der Heilung initiiert die nächsten Schritte. Der Heiler und der Klient wissen nicht, was gut ist.

VON DER POLARITÄT ZUR GANZHEIT

Das Erste, was einer Seele im irdischen Leben begegnet, ist die Dualität, die sich in Form von männlich-weiblich manifestiert. Diese Dualität bildet die Basis des ganzen menschlichen Lebens. Das Wissen und die Liebe sind der Ursprung des Lebens. Das Gefühl ist weiblich, das Wissen ist männlich. Das ganze Leben ist eine Suche nach dem Ganzen, ein Wunsch nach Kreativität zur Freude der Sinne, in jedem Moment neu geboren.

Wir alle haben die beiden Seiten – männlich-weiblich, Wissen und Liebe – in uns. Jeder Mensch trägt beide Qualitäten in sich, wenngleich auch oft noch nicht bewusst. Es gibt immer noch viele Männer, die heutzutage nichts davon wissen möchten, dass sie auch weibliche Komponenten in sich tragen; genauso wie viele Frauen, die sich in der Gesellschaft durchsetzen müssen, deswegen ihre eigenen weiblichen Qualitäten unterdrücken und nur die männlichen nach außen zeigen. Beides ist natürlich falsch und zeigt immer nur, wie weit die jeweiligen Wesen noch von der Ganzheit entfernt sind. Trotzdem liegt das Streben, sie zu erreichen oder sich ihr zumindest so weit als möglich anzunähern, in jedem Menschen verborgen, unabhängig davon, wie weit er noch im Unbewussten verhaftet ist. Das Gefühl sucht das Wissen – und umgekehrt. Das Weibliche sucht das Männliche. Es ist ein intelligentes Spiel, welches das Leben für uns vorbereitet hat, damit die Menschen immer mehr und mehr von der Unwissenheit zur Erkenntnis wachsen können.

Unsere ersten Erkenntnisse sammeln wir im Bereich des Du. Wir knüpfen erste Kontakte, gehen Beziehungen ein, leben in der Familie, bilden Arbeitsverhältnisse aus. All dies ist nach außen orientiert. Das ist durchaus in einem gewissen Ausmaß richtig, denn der Mensch sucht sich selbst und möchte lernen, möchte erkennen. Weil er die Trennung von der Ganzheit spürt, möchte sich ein Mensch zuerst durch das Äußere finden und definieren. Zwischen diesen zwei Welten – dem Ich und dem Äußeren – existiert zudem eine starke Anziehungskraft. Das, was sich rund um einen Mensch abspielt, übt eine unglaubliche Wirkkraft auf ihn aus. Er gerät in Abhängigkeiten, ist süchtig, braucht seine Umgebung, weil er etwas von sich erfahren will, und er möchte mehr lernen, weil das Ziel seines Lebens lautet: Bewusster zu sein!

Das Äußere ist für den Ich-Werdungs-Prozess unverzichtbar! So sucht auch das Weibliche das Männliche und das Männliche das Weibliche zuerst im Äußeren. Um die beiden Qualitäten in sich zu entwickeln, geht jedes Individuum anfänglich diesen Weg. Es genügt, sich nur die Liebespaare anzuschauen, um schnell zu begreifen, wie sich das alles im realen Leben spiegelt. So sucht die emotional betonte Partnerin einen Partner, der gut denken kann, aber mit seinen Gefühlen äußerst zurückhaltend ist. Eine dominante Persönlichkeit dagegen sucht jemanden, der still und ruhig seinen Weg geht und nicht daran interessiert ist, sich im Äußeren zu zeigen. Jeder zieht das an, was er für seine Vollkommenheit anscheinend benötigt: Aber immer zuerst im Äußeren, durch einen Partner. Der Partner ist derjenige, der uns das gibt, was wir selber nicht haben – weil wir denken, dass wir es nicht haben! Der Mensch sucht einen Partner, um vollkommen zu sein. „Nur mit meinem Partner (meiner Partnerin) kann ich ICH sein, bin ich, was ich wirklich bin", sagen die meisten Menschen. Was ist aber, wenn der Partner (die Partnerin) nicht mehr da ist? Ist man dann nicht weiter man selbst? Ist man dann jemand anderer? Um diese Frage zu beantworten, muss man ganz ehrlich über sich selbst nachdenken. Die Antwort auf diese Frage kann allerdings dazu führen, dass man plötzlich seine innere Abhängigkeit von seinem(r) Partner(in) entdeckt und dadurch erkennt, wie begrenzt man lebt – und auch liebt.

So schenkt das Leben viele Situationen, in denen man erkennen kann, wie begrenzt man über sich denkt und wie stark man sich dadurch selbst beschränkt. „Meine Mutter ist von meinem Vater so abhängig, sie geht keinen Schritt ohne ihn aus dem Haus", sagte eine Klientin. „Ich bewundere meinen Vater, dass er das aushalten kann und nie etwas sagt. Sie kocht für ihn, und er geht überall mit ihr hin." So waren die Rollen auch früher verteilt; und auf der äußeren Ebene existiert diese Rollenverteilung in vielen Familien immer noch genau so. Ich mache das für dich, und du machst dafür das für mich! Ein scheinbar perfektes Abkommen, das aber nichts mit Liebe und Wissen zu tun hat! Es spielt sich alles im Äußeren ab, da der Mensch noch nicht bereit ist, sich von solchen Abkommen zu befreien. Jedes Abkommen bedeutet auch eine bestimmte Sicherheit: Ich weiß, was ich zu tun habe, damit ich das bekomme, was ich möchte. Aber die Suche der Seele nach echter Liebe und wahrem Wissen ist immer stärker als die Bequemlichkeit des Egos! Und so treibt die Seele das Ego so lange in innere Unzufriedenheit, bis das Ego aufgibt und sich für etwas anderes öffnet. Dann verändert sich auch der Blick auf das Äußere.

Die Seele ermöglicht es dem Menschen, das, was er wirklich benötigt, im Inneren zu finden. So lösen sich allmählich die Abhängigkeiten. Natürlich nicht alle auf einmal, denn das Ganze ist ein lebenslanger Prozess. Aber jeder Mensch wird durch diesen Prozess immer bewusster. Er zieht Schritt für Schritt mehr Wissen und Liebe in sein Leben. Natürlich knüpft die Persönlichkeit auch weiterhin neue Kontakte, geht neue Partnerschaften ein, übt bestimmte Berufe aus – aber auf einer ganz anderen Ebene. So wird auch das Rollenspiel des Männlich-Weiblichen, die Rollenverteilung zwischen Männern und Frauen, eine völlig neue Qualität erhalten. Man wird eine Partnerschaft nicht länger deswegen eingehen, weil man glaubt, den anderen zu brauchen, sondern weil man ihn tatsächlich liebt. Eine gesunde Beziehung wird aus reiner Liebe geschlossen, und diese wahre Liebe kennt keine Abhängigkeit! Solange aber noch das Gefühl dominiert: Ich brauche Dich; ich brauche noch Deine Kraft; ich brauche noch Dein Wissen; ich kann ohne Deine Liebe nicht leben – verharrt man in Abhängigkeit, hat sich noch nicht aus den Rollenmustern gelöst und ist noch nicht frei.

Das Weibliche will ganz natürlich mit dem Männlichen verschmelzen, aber wenn dies nicht aus Freiheit und Freude geschieht, sondern aus einem Mangel-Bedürfnis, dann wird man im Endeffekt nur Schmerz, Trauer und Unzufriedenheit spüren, vielleicht sogar Frust oder Wut. Dann ist noch vieles nicht gelöst; und die Erwartung, dass der Partner für uns etwas löst, ist völlig falsch. Alle Erwartungen führen nur weiterhin zu Unzufriedenheit und Schmerz.

Aus diesem Spiel kann man sich befreien, wenn man die beiden Seiten der Dualität in sich integriert. Akzeptiert man sowohl die weibliche als auch die männliche Seite in sich – dann ist man wirklich frei! Von da an kann man eine Beziehung ganz anders gestalten. Man integriert die beiden Seiten in sich, ist frei und glücklich. Der Partner, die Partnerin fühlt sich angezogen von mir, weil ich den Rollenkonflikt in mir gelöst habe. Ich benötige keine Energie mehr von außen, denn ich kann mit meinem Partner, meiner Partnerin durch meine innere Freiheit verschmelzen, aus purer Lebensfreude. Dann sind wir ein Paar, welches sich wunderbar ergänzt.

Wie kann sich die Integration der männlichen und der weiblichen Seite im täglichen Leben zeigen? Eine Klientin litt unter starken Kopfschmerzen. Sie wollte das Problem lösen, aber ich konnte ihr nicht weiterhelfen, da sie ihre männliche Seite nicht integriert hatte. Sie war eine wunderbare, sehr zarte Frau, welche überaus ihre Weiblichkeit liebte. Überall stand ihre Weiblichkeit im Vordergrund. Sie handelte stets aus diesem Lebensmittelpunkt heraus. Nie war sie böse, wütend oder arrogant. Wenn allerdings irgendein starker Impuls kam und sie sollte klar eine Grenze ziehen, bekam sie starke Kopfschmerzen, zog sich zurück und wartete, bis sich die Situation von alleine wieder zum Guten auflöste. Doch ihre männliche Seite wollte endlich von ihr akzeptiert, angenommen und gelebt sein.

„Zeige einfach Deine Wut, wenn Dir etwas nicht recht ist. Sage manchmal, dass Du es anders haben willst. Stehe für das ein, was für Dich wichtig ist. Lasse Deine Wut heraus, wenn Du wütend bist. Übe das, und stärke so Deine männliche Seite. Handele manchmal wie ein Mann, schaue es Dir genau an, so kommst Du ins Gleichgewicht", habe ich ihr gesagt. Sie war ein bisschen unsicher, aber sie hat alle meine Empfehlungen angenommen. Einige Wochen später hat sie angerufen und gelacht. Ja, sie habe Kopfkissen in der Wohnung auf den Boden geschmissen, sogar mit einer Freundin eine Schnupperstunde in Kampfkunst besucht. Ihre Wut, welche unterdrückt war, sei ihr sofort bewusst geworden.

Wichtig war, dass diese Frau ihre Wut nicht gegen jemanden gerichtet hat, sondern sie in sich selber entdeckt und mutig angeschaut hat. Sie erkannte so, dass es auch eine Seite von ihr war. Sie musste diese Wut dann nicht länger durch ihre Weiblichkeit unterdrücken, sondern sie hatte sie als eigene Wesenseigenschaft erkannt und anerkannt. Daraufhin hat sie zukünftig anders gehandelt und war immer besser in der Lage, schwierige Entscheidungen an ihrem Arbeitsplatz zu treffen und mit der Zeit sogar andere Menschen zu lehren, die weiblichen und männlichen Elemente in sich zu integrieren. Sie lernte zu akzeptieren, dass jeder Mensch männlich und weiblich zugleich ist, auch wenn man den Körper einer Frau oder eines Mannes hat. Mit dieser Einsicht bekommen Beziehungen und Partnerschaften eine neue Qualität, eine neue Dimension, nach welcher sich alle Menschen sehnen, die in wahrer Liebe und Freude vereint sein möchten.

Am stärksten tritt das Dualitäts-Problem in der Sexualität auf. Hier herrschen immer noch Angst, Frust, Unzufriedenheit, Aggressivität, große Missverständnisse sowie falsche

Erwartungen, Wünsche oder naive Vorstellungen. Sobald sich das Männliche und das Weibliche immer noch nur aufgrund des: „Ich brauche Dich" oder „Ich will dich" treffen, bleibt das Ergebnis immer gleich. Jeder versucht, für sich so viel zu bekommen wie nur irgend möglich, weil der Lebenshunger so groß ist. Das trifft sogar auch für diejenigen zu, die anscheinend wenig nehmen und stattdessen ständig nur geben. Doch der Hunger nach Belohnung, nach Liebe ist bei diesen Menschen so groß, dass sie ständig versuchen, ihn von außen, von Seite eines Partners aus, zu sättigen. Ein auf solche Weise 'liebender' Mensch macht sich Vorstellungen, wie es sein soll, wie er seine Bedürfnisse erfüllt bekommen würde – und bleibt doch immer unzufrieden, weil seine Vorstellungen niemand von außen für immer und komplett erfüllen kann. Er gibt nur und gibt immer mehr – doch die Unzufriedenheit wächst immer weiter. Ein Teufelskreis, in welchem sich der Betroffene so lange dreht, solange er Erwartungen hat. Erwartungen nach Liebe, Geborgenheit oder Angenommensein. Alle diese Erwartungen sind nach außen gerichtet.

Wenn ein männlicher und ein weiblicher Aspekt aufeinandertreffen, ist es in den meisten Fällen so, dass die Erwartungshaltungen gegenseitig ähnlich sind. Eine kurze ekstatische Faszination sättigt das große Bedürfnis nur für eine kurze Zeit. Das Ur-Gefühl des Mangels bleibt weiterhin bestehen. Man kann für gewisse Zeit beschließen, diesen Mangel nicht wahrzunehmen. Man kann ihn auch unterdrücken und einfach weiterspielen. Oder man will ernsthaft erkennen. Man möchte wirklich wissen. Man möchte ehrlich lieben. Man möchte sich befreien, um wirklich lieben zu können. In einem solchen Moment fängt die Veränderung an. Die Liebe steigt dann von den ersten beiden Chakras (dem Wurzel- und dem Sakral-Chakra), wo es immer um Abhängigkeit geht (Ich brauche Dich) weiter, empor zu Zärtlichkeit und Nähe, zum Solarplexus- und Herz-Chakra, wo man sich selber mehr erkennt und sich seiner eigenen Gefühle und Empfindungen bewusst ist. Das Leben ist hier keine Verkrampfung mehr, kein bloßes Verlangen, sondern es fängt an, eine Freude zu sein. Das ist eine ganz andere Qualität, weil man selber Verantwortung für sich und seine Gefühle übernimmt. Man erwartet nicht mehr, dass der Partner von außen dafür Mitverantwortung trägt.

Wenn man diese Reise von der äußeren Abhängigkeit zur inneren Freiheit unternimmt, dann bemerkt man, wie vollkommen das Leben eigentlich ist, da immer eine Lösung vorhanden ist und das Leben uns nie im Stich lässt. Das Leben führt uns immer dazu, dass wir diese Vollkommenheit auch in uns entdecken. Sobald die Abhängigkeit an das Äußere erkannt ist, lassen sich die Gefühle und die innere Wahrnehmung durch Achtsamkeit anders leben. Es ist kein Zwang mehr vorhanden, sondern es gibt einen Respekt sich selber gegenüber. Das „Ich will" oder „Ich brauche" existiert nicht länger. Die Energie ist nach innen gerichtet, man erwartet von außen nichts und nimmt nur seine echten Gefühle wahr, die sich plötzlich frei entfalten dürfen. Man entdeckt vieles Neue in sich, was man vorher nicht gesehen oder wahrgenommen hat. Und diese Entdeckung ist fantastisch! Der Mensch erlebt sich selbst in vielen neuen Facetten, die ihm Freude schenken und zugleich im Spiegel das zeigen, was er bis jetzt nicht sehen wollte – nur mit der einzigen Absicht, ihn mehr und mehr zu befreien, hin zu wahrer Freude und wahrer Liebe, hin zu sich selbst.

Aus dieser Freiheit treffen sich dann auch das Männliche und das Weibliche neu, dann aber nicht mehr als Macht-Spiel, als Bindung mit Abhängigkeiten, sondern als ein Zustand des Seins, den eine besondere Schwingung charakterisiert. Die Frau übernimmt die Führung in der Liebe. Durch die Liebe zu sich selbst öffnet sie sich dem Partner und hebt seine Energie des Männlichen durch das erotische Element in einem Spiel, welches zur Verschmelzung von Gefühl (Frau) und sexueller Kraft (Mann) führt. Das ist ein wirklich beglückender Moment, eine Einheit, in der Wissen und Liebe zusammenkommen. Das Wissen sucht das Gefühl, und wo diese beiden vereint sind, erblüht erneut das Paradies! Es gibt glücklicherweise keine Regeln, wie man das Paradies wiederherstellen kann! Jedes Ich trägt in sich sein eigenes Gesetz; und so gestaltet und lebt es auch seine Freiheit. Jedes Ich errichtet sein Lebensgebäude ganz individuell, nach seinem ureigensten Prinzip. Es ist die Aufgabe eines jeden Ich, sein ureigenstes Lebensgesetz zu finden, weil nur dann ein Ich wirklich frei sein kann und zur inneren Erfüllung findet.

Es gibt keine zwei gleichen Ichs! Jedes Ich ist frei, einzigartig und nur für sich verantwortlich. Wer diese Verantwortung und Freiheit übernimmt, findet durch die Liebe zu sich selbst den Weg zur All-Liebe und zum All-Wissen. Hier liegt auch die Heilung für viele schmerzhafte Erfahrungen aus der Vergangenheit, für viele Verletzungen, für unterdrückte Wut oder Enttäuschungen aus alten Beziehungsstrukturen. Wenn man auf der Ebene des „Ich Bin" seine alte Wut oder seinen alten Schmerz annimmt und ihn nicht mehr gegen jemanden im Äußeren richtet, sondern als Erkenntnis achtet, dann ist ein großer Schritt gemacht worden.

Alles, was aus dem damaligen Geschehen an Wut oder Schmerz geblieben ist, nimmt der Betreffende zwar noch als Schmerz wahr, aber es gibt keinen 'Feind' mehr, mit dem sich dieser Schmerz verbinden lässt. Der Schmerz weist keine Polarität mehr auf, wo er wieder aufleben und dadurch nachwirken kann, sondern bleibt nur als reine Erkenntnis zurück, welche sofort in den „Ich Bin"-Zustand integriert werden kann. Dadurch, dass im „Ich Bin"- Zustand keine Polarität mehr herrscht, gibt es auch keinen Grund, für diesen Schmerz weiter zu leben. Vielmehr wird durch die Liebe und das Wissen des „Ich Bin" aller alter Schmerz als Erkenntnis integriert: Auch das war ich früher; auch das habe ich erlebt; auch das war ein Teil meines Lebens, welchen ich heute annehmen kann.

So führt der Weg immer mehr und mehr zur Freiheit, zu wahrer Erkenntnis und zur Integration alles dessen, was wir waren und was wir heute sind. Ein Heiler vermag nur für Augenblicke die Schwingung seines Klienten anzuheben und einen Moment der Einsicht herbeizuführen, der Klient allein aber entscheidet, ob er bereit ist, den Weg zu gehen und sich seinem wahren „Ich Bin"-Zustand zu öffnen, oder ob er noch nicht bereit ist, diese tiefgreifende Verwandlung zu durchleben.

WISSEN – NICHTWISSEN

Das Leben ist ein faszinierendes Abenteuer. Es gleicht einer Seifenblase, die das Licht farbig spiegelt, ohne selbst LICHT zu sein. Das Leben festhalten zu wollen, gründet auf Nichtwissen. Es ist in gewisser Weise ein Verhaftetet-Sein aus dem Drang, überleben zu wollen. Ein solches Verhalten ist nicht kreativ, deshalb führt es letztlich zu Leid, Krankheit und Tod. Nur das wahre Wissen kann dafür ein Heilmittel sein. Das Wissen vom NICHTS, das ewig, in einem zeitlosen Schöpfungsakt, das JETZT erzeugt, weil es Sein Wunsch ist.

Das Erkennen des geheimnisvollen Ur-Mysteriums der Schöpfung ist die Grundlage, um in seiner tiefsten Essenz zu verstehen, was HEILUNG ist. Heilung ereignet sich in dem Moment, wo man zweierlei begreift: Man erschafft selber das Leben, das man führt; und das Leben ist LIEBE. Was folgt nun daraus, wenn man wahrhaft erkannt hat, dass das Leben Liebe ist?

Der Mensch hat noch nie wirklich das „Spiel der Liebe" gespielt. Er hat immer wieder in verschiedenen Rollenspielen mitgewirkt: Opfer/ Täter, Licht/ Dunkelheit oder Abhängigkeit/ Freiheit. Aber das „Spiel der Liebe" ist etwas vollkommen Neues für ihn. Dazu muss der Einzelne die Begrenzungen des Egos überwinden und sich dem Ewigen öffnen. Das ist etwas, was es, von wenigen Erwachten abgesehen, in der Menschheit noch nie gegeben hat.

Seit Jahrhunderten leben Millionen Menschen auf dieser Welt, und egal ob sie spirituell oder atheistisch, reich oder arm, alt oder jung sind, lassen sie sich von einfachen Natur-Erscheinungen, wie etwa einem Sonnenuntergang, spontan beeindrucken. Trotz des weitreichenden wissenschaftlichen und technischen Fortschritts berührt die Natur mit ihrer Einfachheit noch immer unmittelbar die Herzen vieler Menschen. So schaut man auf die stille Schönheit des Sonnenunterganges und spürt die Einheit des Lebens. Man ahnt in diesem Moment, dass es keine wirklich Trennung im LEBEN gibt, und für einen Augenblick spürt man in sich Harmonie und Gleichgewicht sowie die Verbundenheit mit der ganzen Schöpfung. Dieser Augenblick ist zeitlos in jeder Seele verankert. Jeder Mensch trägt den Zugang zu dieser Ganzheit in sich sowie den tiefen Wunsch, alles zu erfahren und alles zu erkennen. Zuerst werden die Wünsche vom Ego gespeist, von jenen Teilen der Persönlichkeit, die noch nicht geheilt oder gereinigt sind. Die Anziehungskraft ist nach außen verlagert, weil der Mensch Erfahrungen braucht, um sich von der gröbsten Dichte (dem völligen Nicht-Wissen) zu befreien. Hier liegt auch die Antwort dafür, warum bestimmte Wünsche nicht in Erfüllung gehen – der Mensch benötigt Erfahrungen! Manchmal erfüllt sich ein Wunsch später oder anders, als man es wollte. Man muss kleine Schwierigkeiten überwinden sowie Ängste und Zweifel, weil sie wichtige Erfahrungen auf dem Weg sind, um zu verstehen, dass das Leben in Wahrheit Fülle und Vollkommenheit ist

Der Einzelne mag vor einer großen Herausforderung oder vor einem schwierigen Problem stehen, dessen Sinn er nicht erkennen und nicht verstehen kann: Aber seine Aufgabe ist es gerade, diesen Sinn zu finden! In den Momenten einer krisenhaften Prüfung beginnt der Mensch umzudenken: Wenn das Leben tatsächlich Fülle und Vollkommenheit ist, dann muss es auch für dieses Problem eine Lösung geben und ein verborgener Sinn in jeder Prüfung stecken. Wenn man dann loslässt und sich dem Vertrauen öffnet, zeigt sich die Vollkommenheit der Schöpfung. Man fließt mit dem Strom des Lebens, schwingt in Harmonie mit der Natur und wirkt im Einklang mit den Naturgesetzen. In diesem Zustand erkennt man mühelos, dass alle Probleme das Produkt des Egos sind. Das Ego kämpft gegen den Strom und verkrampft sich in seiner Eigenwilligkeit.

Wieder ist es das „Ich Bin", welches eine bedeutende Rolle beim Umkehren von der Welt des Egos zum Reich der Seele spielt. Es ist das „Ich Bin", welches sein ureigenstes Geheimnis noch nicht kennt, aber in seinem Wesensgrund die Sehnsucht oder den Wunsch nach Liebe und Wissen verspürt. Durch echte Hingabe lässt es alle Erwartungen los und findet die Liebe, die als einzige Kraft wahrhaft heilt. Die Liebe zu sich selbst und zum Nächsten, welche im Herzen wohnt.

Das Herz ist die Quelle des Lebens und besitzt die Verbindung zum Licht. Für einen Heiler ist es die wichtigste Voraussetzung, dass er mit der Quelle der Liebe verbunden bleibt, wo alles fließt, wo alles mit allem vereint ist. Ein Heiler muss nichts ändern. Das Bewusstsein verändert. Die Liebe verändert. Alles andere spielt keine Rolle.

Kapitel 2

HEILEN II – DIE PRAXIS

DIE AURA

In jedem Leben ruht verborgen die vollkommene Perfektion – und diese Perfektion nennt sich *Liebe*. Diese Liebe ermöglicht es einem Heiler, das Aura-Feld eines anderen Menschen ganz natürlich zu öffnen. Alles Leben kann durch dieses Geheimnis erkannt werden. Das entwickelte Feingefühl ermöglicht es einem Heiler, das gesamte Wesen und die bisher ausgeprägte Persönlichkeit eines Menschen wahrzunehmen. Er wird ein fantastisches Bildmosaik erschauen, eine immense Vielfalt – und all dies vor dem Hintergrund der Liebe.

Es wird niemanden verwundern, dass es natürlich Menschen gibt, deren Aura man nicht wirklich gerne anschauen möchte. Sie zeigt schon auf den ersten Blick etwas Problembehaftetes oder Dunkles an. Meine Intention ist es dann, meine inneren Sinne zuerst diese Vielfalt des Lebens durchdringen zu lassen, bis sie zur Liebe gelangen. Erst von diesem Punkt aus beginne ich, die Energiefelder des jeweiligen Menschen im Detail zu erfassen. Ich schicke mein Bewusstsein also dorthin, wo alles

Leben entspringt, wo alles Leben rein ist, wo die Liebe ihre Wohnstatt hat. Hier beginne ich zu lesen, wie, warum und durch welche Umstände dieses Leben so geworden ist, wie es sich jetzt zeigt. Dann darf sich alles Dunkle, alles Unvermögen oder alles Nicht-Können vorbehaltlos offenbaren. Wenn man seiner Wahrnehmung erlaubt – natürlich nur mit der Erlaubnis des Klienten – tief in das Innere eines Menschen hineinzugehen, findet man genau jenen Punkt, woran der betreffende Mensch jetzt, in diesem Moment, festzuhalten versucht. Es geht um Angst, um Bindungen, um das Opfer-Täter-Spiel oder um die Polarität im Äußeren. Faszinierend ist bei diesem Geschehen, dass es tief im Inneren, nahe am Quell der Liebe, keine Bewertung, keine Urteile mehr gibt. Es gibt dann keine Aussagen mehr wie: „Dieser Mensch ist sehr gut, er ist ganz hell und er strahlt. Dieser Mensch dagegen ist dunkel und strahlt nichts Positives nach außen aus." Wenn man an den Ursprung des Lebens gelangt, dann sieht man dort, dass jede Form und jede Entwicklungsstufe gut ist, notwendig ist und ihren Sinn hat.

Eine unserer Ausdrucksebenen ist jene des materiellen Körpers. Die Körperhülle ist naturgemäß das, was dem Menschen am vertrautesten ist. Bezeichnen wir sie hier, zum einfacheren Verständnis, bereits als „Aura". Zum größten Teil beschäftigen sich die meisten Menschen mit diesem Teil der Aura, mit diesem physischen Körper, der zur Erde gehört und uns das Werkzeug liefert, um unsere irdischen Freuden und unser irdisches Leid zu leben. Wenn wir jedoch den Schwerpunkt unserer Wahrnehmung vom materiellen Körper weg auf den nächsten Aspekt unseres komplexen Wesens verlagern, bemerken wir, dass wir nicht mehr ausschließlich auf der Erde stehen und nur mit ihr verbunden sind. Man erkennt natürlich, dass man noch dasselbe Ich ist, aber man wird sich nicht mehr so ausschließlich wie zuvor mit der Dichte der Materie identifizieren – obwohl diese selbstverständlich immer noch da ist. Die Wahrnehmung verändert und erweitert sich. In dieser zweiten Hülle, die nur etwa zwei Zentimeter größer als der materielle Körper ist, findet man ein feineres Nervensystem, in dem die Meridiane und Akupunktur-Punkte zu Hause sind, die heute schon eine bedeutende Rolle spielen. Diese Aura ist nahezu ausschließlich zuständig für das Wohlergehen des materiellen Körpers.

Das nächste Feld erstreckt sich bereits rund fünfzig Zentimeter um die physische Form. Hier spürt man viel mehr Leichtigkeit, denn diese Hülle ist nicht mehr so dicht und fest. Die Aura erstreckt sich in den höheren Ebenen natürlich noch sehr viel weiter und offenbart zahllose Facetten. Je höher oder tiefer man geht, bildlich gesprochen, desto mehr zeigt sich das Leben wie ein funkelndes Farbenspiel. Man kann ganz genau sehen, was für den jeweiligen Menschen wichtig ist, wo seine Prioritäten liegen, wo er sich binden will, was er sucht oder was er gern darstellen möchte. Der Emotional- oder Astralkörper ist die Ebene der Wünsche, Sehnsüchte oder Träume – und vielfach erstreckt sich diese „Traumwahrnehmung" noch viel weiter. Dieser Traumkörper übermittelt Informationen, welche vom materiellen Körper zumeist noch nicht spürbar sind. Es ist eine sehr sensible Ebene. Von hier aus können seitens des sogenannten Höheren Selbst Botschaften ausgesandt werden, deren Beachtung der verkörperten Persönlichkeit von großem Nutzen wäre. So empfängt der Mensch Warnungen oder Hinweise, die für seine weitere Entwicklung ausgesprochen bedeutsam sein können. Mit ein wenig mehr Sensibilität könnten viele von diesen Botschaften aus einer feinstofflichen Ebene großen Nutzen ziehen.

Sobald sich eine Persönlichkeit nicht mehr vorrangig mit dem dichten Feld des Überlebens beschäftigt, kommt die feinere Wahrnehmung zum Tragen, die wir auch „medial" nennen können. Sie entspringt aus einer höheren Intelligenz, aus einer größeren Liebe, als sie der dichte Körper zu erahnen vermag. Dennoch sind es stets die Sinne, die etwas wahrnehmen. Sie erfassen sowohl den dichten Körper als auch jene feineren Ebenen, die noch zuständig sind für die irdischen Belange. Zugleich vermag der Betreffende möglicherweise schon einen Blick in Richtung des astralen Lebens zu werfen. Das führt dann zu Aussagen wie: „Ich habe einen Engel gesehen" oder „Ich bin meinem Engel begegnet." Der Mensch begreift sich nicht mehr ausschließlich als das Wesen mit einem dichten Erdenkörper, obwohl er noch immer auf dem Boden steht und ein irdisches Ich ist. Menschen sehen Engel nur dann, wenn sie in der Liebe sind. Je feiner die Wahrnehmung wird, desto mehr geht es Richtung Liebe und göttlicher Intelligenz. Der Mensch spricht so gerne über die Engel der Liebe und spricht damit zugleich über die Ausdehnung seines Bewusstseins hin zu immer feineren Formebenen.

Die Aura erstreckt sich immer weiter. Wenn man eine Ebene durchlebt und seine Gefühle auf ihr gesättigt hat, öffnen sich die Sinne für immer neue Dimensionen. Die nächste Sphäre ist bereits eine kosmische Ebene. Man begreift, dass man Teil eines sehr großen, bewegenden Geschehens ist. Eine entscheidende Grenze fällt hier weg: Man unterteilt nicht mehr, da hier bereits die Welt der Zeitlosigkeit beginnt. Es geht nicht mehr um Distanz und Abgrenzung, sondern die Begrenzungen von Zeit und Raum werden überschritten. Es zählt nur noch der Wunsch zu wachsen. Alles Interesse richtet sich darauf, das anzuziehen, was für die geistige Weiterentwicklung wesentlich ist. Der Mensch wird von dieser Stufe an direkt von der höchsten Intelligenz geführt. Es ist ein vollkommenes Liebeserleben. Wenn ein Mensch in diesen höheren Aura-Hüllen kosmische Erfahrungen macht, geht es immer um unbegrenzte Liebeserfahrungen. Die inneren Sinne dehnen sich nur über die Liebe aus. Das kann man schon im irdischen Körper erkennen. Sind wir in der Liebe, dehnt sich alles aus, wir können alles wahrnehmen. Wenn man aber Angst empfindet, wird die Welt ganz eng und klein. Je mehr man mit dem Ursprung verbunden ist und je mehr man sich über die höheren Sinne der All-Liebe öffnet, desto mehr erfährt man die ganze Schöpfung als eine Einheit.

MENSCH UND SCHÖPFUNG

Wenn man frei ist, bindet einen nichts, weil man nichts mehr für das Überleben benötigt. Es öffnet sich ein neuer Raum, in dem der *Mensch die Schöpfung betrachtet*. Man schaut die unendliche Bewegung des Lebens. Man erblickt die Vollkommenheit allen Seins, bis in die Ebene der Zellen – und gleichzeitig ist man emotional nicht mehr daran beteiligt. Es ist ein ruhiges Betrachten. Es ist das perfekte „Spiel des Lebens". Es ist die vollendete Harmonie, gleichgültig ob sie sich in einem

Menschenkörper oder in einer galaktischen Bewegung zeigt. Jede Bewegung ist vollkommen. Relativ, aber vollkommen.

Auf dieser Ebene geht es nicht mehr um Suchen und Finden in der Schöpfung, sondern es ist das Betrachten eines Kunstwerkes, ein Zustand, der nur noch die Harmonie erblickt und sich der Vollkommenheit der Liebe hingibt. Jegliche Polarität ist überwunden. Ganzheit, Liebe und Einheit bestimmen das Dasein.[1]

DIE EINHEIT DES LEBENS

Die Schöpfung wird nicht mehr als getrennt empfunden. Alles Nichtwissen ist aufgehoben. Die Einheit des Lebens wird zu einer bewussten Erfahrung. Da gibt es keinen Unterschied mehr. Es ist ein Ganz-Sein, das die Schöpfung nicht mehr als ein Gegenüber betrachtet. In diesem Zustand der Einheit gibt es kein Suchen mehr. Es ist seine innewohnende absolute Intelligenz, welche den Menschen zu dieser Einheit führt. Wobei es ein großes Mysterium bleibt, was die Unterschiedlichkeit auf der Zeitschiene ausmacht, die dazu führt, dass manche dieses Ziel menschlicher Vollkommenheit eher, manche viel später erreichen.

---

1   Die Abschnitte „Die Aura" und „Mensch und Schöpfung" wurden mit freundlicher Genehmigung teilweise dem Interview von Renée Bonanomi mit Esther Kaiser Messerli in der Zeitschrift „Lichtwelle" (April 2011) entnommen.

DIE AURA IM HEILUNGSGESCHEHEN

Ein Heiler kann sich der Aura von außen, vom Körper her, nähern oder von innen vorgehen. Von außen zeigt sich die Aura durch Farben. Im Inneren kann man bis in die atomare Struktur hineingehen und dort das LICHT finden. Auch die Wissenschaft hat inzwischen herausgefunden, dass hinter dem Licht das NICHTS liegt. Dieses Nichts ist der absolute Ursprung, der Ur-Anfang, der die Schöpfung ins Dasein ruft. Ich nenne dieses Nichts auch GOTT, die absolute INTELLIGENZ, die nicht im Relativen gebunden ist, sondern als absolut freier Betrachter verharrt.

Ein vollkommener irdischer Körper fließt, von innen betrachtet, im goldenen Licht. Es ist ein weicher Fluss, der auch im Körper als Lichtausstrahlung gesehen werden kann. Wer sein inneres Bewusstsein genügend weit entwickelt hat, kann in seinem eigenen Körper diesen goldenen Fluss sehen. Er erblickt das Ich, das alle Erfahrungen gesammelt hat und nun selbst zu einer Lichtquelle geworden ist. Eine Quelle des Lebens in der Schöpfung, eine Magnetkraft für die Entwicklung aller Lebensformen.

Man findet natürlich in der Aura auch Schattenbilder, welche ihren Ursprung im Nichtwissen haben. Wenn jemand nicht in der Liebe lebt, auch nicht in der Liebe zu sich selbst, kommen immer wieder Schattenkräfte hoch. Es ist ein Naturgesetz. Die Schatten zeigen an, dass man mit ganz gewöhnlichen Alltagsdingen noch nicht zurechtkommt. Dann gilt es, Bindungen, Anhaftungen oder Gewohnheiten noch einmal neu zu betrachten und in die Liebe zu führen. Erst wenn man die Liebe zu sich selbst entwickelt hat, strömt diese automatisch auch nach außen. Dieser Prozess vollzieht sich wie von selbst. Die Liebe ist die Vollendung, aber auch die Basis – in ihrer jeweiligen Reife. Auf jeder Stufe der unendlichen Entwicklung zieht der Einzelne das an, was seiner inneren Entwicklung entspricht. Niemand fügt ihm etwas „Böses" zu. Der Handelnde vollzieht immer nur das GESETZ. Alles, was ihm widerfährt, ist im tiefsten Kern von der Liebe getragen und hat die Aufgabe, ihn auf seinem Pfad voranzubringen. Der Mensch soll seine Sicht verändern und etwas verstehen. Das Leben ist eine Schulung des Ichs. Das Höhere Selbst, die göttliche Intelligenz, stellt dem Menschen nie eine falsche Aufgabe, sondern immer genau die, welche er in diesem Moment, im JETZT, zu lösen hat. Alle Lösungen liegen im Menschen selber, wenn er beginnt, den Weg der Liebe zu gehen.

DIE AURA UND DIE FARBEN

Jeder Mensch ist ein Individuum, und obwohl es auf unserer menschlichen Ebene nur eine begrenzte Anzahl von Farben gibt, bedeutet die Farbmischung bei jedem Einzelnen etwas anderes. Seine Individualität ermöglicht es dem Menschen, symbolisch gesagt, dieselben Farben zu benutzen und trotzdem ein einzigartiges Bild damit zu malen. Das ist Perfektion, das ist Faszination. Beim Heilen empfiehlt es sich aber, einige

Grundgedanken zu beachten. Farben kann man nicht nur sehen, sondern ebenso gut *fühlen*. Alle fünf Sinne ermöglichen
es dem Heiler, die Schwingungen, die ein Mensch ausstrahlt,
wahrzunehmen.

Das Licht ist die Essenz aller Gedanken, aller Gefühle, ob-
wohl es selbst keine Gefühle, keine Gedanken kennt. Jede
Schwingung, die langsamer ist als das Licht, nimmt dagegen
Formen, Gedanken, Gefühle, Gestalten und Handlungen an.
Jeder Mensch strahlt durch seine Farben aus, welches seine
Verwirklichungen oder seine Defizite sind. Für den Heiler
geht es darum, all dies wertfrei und ohne zu urteilen zu betrachten. Der Mensch sucht im Äußeren Erfahrungen und
Begegnungen, welche für ihn letztlich nur einen Spiegel darstellen. Gleichgültig welchen Namen man diesen Spiegeln
gibt – Partner, Eltern, Freunde oder Vorgesetzte – über diese
Spiegel kann der Einzelne lernen und zu neuen Erkenntnissen kommen, die dann sein Farbbild vollkommener machen.

Wenn das Licht gebrochen wird, unterteilt es sich in Farben. Das sieht man ganz deutlich beim Regenbogen. Auch
jeder Mensch ist letztlich ein Regenbogen. Seine Essenz ist
ein Kristall – ganz rein und vollkommen. Das Licht ist ver-
gleichbar mit dem Strom. Es steht jedem zur Verfügung, jeder
kann sich anschließen.

Als erste Farbe, mit der höchsten Schwingung, kann man das
Lila nennen. Das Lila schwingt etwas niedriger als das Licht
– es ist bereits etwas nicht ganz Vollkommenes, das noch auf
der Suche ist. Dann wird die Schwingung allmählich immer
langsamer – vom Blau über das Türkis bis hin zum Grün,

Gelb und Orange. Einfacher ausgedrückt: Das Wissen wird immer mehr verdichtet, bis es im Rot ganz zum Du wird und sich auf der Erde verankert. Alles strebt zur Vollkommenheit, welche Farbe man auch nimmt. Vom vollkommenen Wissen (Licht) führt der Weg ins Nicht-Wissen (im Farbspektrum ausgedrückt im Rot). Die dichteste Schwingung ist das Rot. Hier ist man am weitesten von sich selber entfernt, von seinem wahren Ich. Es gibt nur das Du. Das Rot führt immer in die Dichte des Erdenkörpers, wo die schlafende Kundalini-Kraft ruht, die machtvolle Kraft des Erkennens.

Durch die Sexualität ist die Schöpfung getrennt. Sie lässt die ganze Schöpfung durch die Trennung Mann/Frau oder Wissen/Gefühl entstehen. Dieses Getrennte vereint sich und macht die Erfahrung der Verzückung, des göttlichen Lichtes. Da, wo die Schöpfung am weitesten vom Wissen entfernt ist, wird sie am dichtesten herangeführt, damit der Anreiz zum Suchen und Finden ununterbrochen bestehen bleibt. Der Mensch fängt also auf der dichtesten Ebene an. Im größten Nichtwissen liegt das Wissen begraben, um geweckt zu werden. Die Intelligenz sagt: „Was es zu verstehen gibt, werde ich finden." Im Rot geht es um die Erde, um die Tiefe, um das Du. Ich lerne Dich kennen, ich werde ganz Gestalt.

Die männliche und die weibliche Form, die Emotionen und das Verhalten in Beziehungen werden über das Orange ein wenig verfeinert. Betrachtet man dies von der Sexualität her, die im Rot verankert ist, so liegt das Erotische, das Weiche, das Streicheln, die weibliche Sexualität im Orange. Die beiden Ebenen versuchen immer, Mann und Frau zu vermählen; Mann und Frau in uns, die sich finden können. Natürlich ist der Mensch heute nicht mehr ganz eindeutig nur Rot oder nur Orange. Der Mensch ist so weit entwickelt, dass er auf allen Ebenen aktiv sein und wählen kann, was ihm gerade am meisten nützt. Das Orange ist das Weiche, das die Harmonie sucht; aber es ist immer noch auf das Du bezogen.

Dieser weibliche Teil wandert dann zum Gelb hoch. Hier, im Solarplexus, vollzieht sich das Aufwachen. Die Sonne ist ein Symbol für das Erwachen im Erkennen: Es gibt MICH. Es ist die erste führende Kraft, verbunden mit der ersten Frage: „Wer bin ich?" Ich kann mir einen Wert oder einen Unwert geben. Ich bin – also kann ich mein Leben lenken. Rot und Orange sind passive Kräfte, die das Leben unschuldig spielen, noch ganz im Unbewussten. Das Gelb ist eine männliche Kraft, die wissen will. In der Sonnenkraft des Solarplexus steckt Neugierde, vor allem bezogen auf Schule, Studium und Beruf. Ganz im Gegensatz zum Lila, das ein völlig anderes Wissen sucht.

Automatisch führt diese Neugier weiter zum Grün, wobei man hier oft auch das Rosa findet, weil die Verbindung von Rot und Lila im Herzen ein Rosa ergibt. Hier findet man die Liebe, und zwar auf sich selbst bezogen: „Ich liebe mich." Das Gelb dagegen sagt: „Ich erkenne mich." Und das Herz fügt hinzu: „Ich liebe." Es ist das Gefäß, das bereits die All-Liebe aufnehmen kann, die sie über das Gelb erkannt hat. Dieses Gefäß kann sich bereits füllen lassen von der All-Liebe, während es noch im Persönlichen gebunden ist und persönliche Erfahrungen macht. Das Herz ist eine sehr wichtige Ebene, die Ebene, die alles zusammenführt. Das Herz, mit der Thymusdrüse, dem Zentrum der Intuition, die das Männliche

und das Weibliche über die Liebe immer mehr zusammen-
zubringen versucht. Jene Kräfte, die vorher sehr aktiv im Rot,
im Orange und im Gelb waren.

Nach der Du-Erfahrung von Rot und Orange, der Ich-Er-
kenntnis im Gelb des Solarplexus, der Ich-Liebe im Herzen
führt im Hals das Türkis zu einem tieferen Erkennen: „Wenn
es mich gibt und ich mich liebe, dann lebe ich mich ganz
und in allem, was ich bin." Es ist ein auf das Ich bezogenes
Freiwerden vom Opfer-Täter-Spiel, ein Zusammenführen des
männlichen und weiblichen Aspektes in mir als reine Kraft,
die dem ganz persönlichen Ich den Wert gibt, den es wirklich
hat: Ein Selbst, das sich selbst lebt. Beim Blau, im Dritten
Auge, fängt man von innen wieder an sich selbst zu lieben
und aus dieser Liebesfülle in sich alles Leben zu lieben – ohne
jede Ausnahme.

Alle diese Farben sind Lernwege. So kann sich in jeder Farbe
und in jedem Zentrum etwas zeigen, dass nicht 'klassisch'
unter die allgemein anerkannte Deutung der Farbe oder des
Zentrums fällt. Das Leben ist kreativ und hält sich nicht
zwanghaft an allgemeine Vorgaben. Dennoch bleibt die
Grundstruktur gültig und bietet ein hilfreiches Instrument,
um als Heiler damit zu arbeiten. Jedes Chakra, welches man
noch nicht ganz entwickelt hat, enthält immer einen Gegen-
aspekt des Nicht-Wissens. Aber dieser reizt zum Wachstum,
zum Erforschen und zum unermüdlichen Streben nach der
Quelle des LICHTES, der Quelle der FARBEN.

DAS LEBEN IST VOLLKOMMENHEIT

Was ist eigentlich das LEBEN? Woraus entsteht es?

Am Anfang ist das Vakuum. Das Nichts, das wir auch Gott nennen können. Das Vakuum ist die absolute Intelligenz, deshalb gibt es in ihm keine Fehler. Das Vakuum verlangt nach dem Leben, so teilt es sich in Wissen – das männlich ist, und in Liebe, die weiblich ist. So fängt das Spiel an: Das Leben sucht sich – es ist das perfekte Such-Spiel – und fragt, was das Wissen, was die Liebe ist. Und damit beginnt alles. Jeder Mensch sucht immer außen seinen Gegenpol, dabei liegt er in ihm! Damit Leben entstehen kann, gibt es diesen vollkommenen Plan einer Suche.

Jeder Mensch trägt in sich das Verlangen, den Sinn des Lebens zu ergründen. Deswegen beginnt er dieses Spiel, welches nur ein Gesetz hat – man will alles erleben, alles erkennen und alles verstehen. Man sucht und sucht und sucht, und es zeigen sich ständig neue Fragen: „Soll ich das machen oder lieber etwas anderes?" Man versucht, so gut wie möglich die anstehenden Aufgaben zu bewältigen und dadurch zu wachsen. Das Leben macht durch diesen Prozess aus uns Individuen. Man sammelt Erfahrungen, um zu lernen. Erst geht die Reise mehr in Richtung überleben, brauchen, haben. Aber das Verlangen nach Verstehen, nach Wissen, nach Ganzheit versucht, den Menschen weiter voranzubringen – vom Tun zum Sein.

Am Anfang denkt man: „Ich muss gut sein. Ich muss alle Pflichten, Rollen, Aufgaben, die von mir verlangt sind, so gut wie möglich erfüllen." Mit den wachsenden Erfahrungen kommt dann die Erkenntnis, dass man gar nicht alles so bewältigen kann, wie die Erwartungen sind. So langsam bemerkt man, dass man nicht im Äußeren die Antworten auf seine Fragen bekommen kann und der Sinn des Lebens sich dadurch nicht erfüllt. So richtet man die Aufmerksamkeit neu aus – nach innen. Man sucht fürderhin nicht mehr in der materiellen Form, sondern in der feinstofflichen Form. So lösen sich viele Abhängigkeiten. Man fühlt sich nicht mehr so gebunden, ist freier von Leiden und kann die Liebe intensiver spüren. Sobald man das alles erkannt hat, ist das Leben ein Wunderwerk. Man begreift, dass nicht ein einziges Gefühl oder Erlebnis bis jetzt falsch war, man versteht, dass alles seinen Sinn hat, weil alles uns zur Ganzheit führen will.

Dieses Wissen ist so anziehend! Ein kleiner Funke ist angezündet und verlischt nicht mehr. Die Gewohnheiten, die Traditionen, die alten Vorgaben waren zwar bequem, aber die Erkenntnis ist ein Stachel, der nicht mehr loslässt. Der Wunsch ist geboren, zu mehr Ganzheit, zu mehr Liebe, zum Wissen zu wachsen. Das Erkennen geschieht blitzschnell im Jetzt.

Das ganze Leben basiert auf diesem Wunsch. Man bekommt etwas, aber nicht deswegen, weil man es will, sondern deswegen, weil man die Erfahrung braucht. Man sucht sich die Erfahrungen, um zu begreifen, was das Leben ist. Die großen Wünsche können sich in kleinen Schritten erfüllen, manchmal erfüllt sich ein Wünsch später und oft sogar auch anders, als man es will. Manchmal liegen kleine Steine im Weg, in Form von Ängsten oder Zweifeln. Dann fragt man sich natürlich: „Warum ist das so?" Aber auch das hat seinen Sinn, weil das Leben vollkommen ist und nie etwas tun wird, was nicht zu unserem Wachstum dient.

Jetzt ist ein Umdenken erforderlich, wenn diese Schwierigkeiten auftreten. Der Wunsch kommt zwar zur Verwirklichung, aber anders, als ich es gewollt habe. Soll trotzdem alles einen Sinn haben? In so einem Moment öffnet sich die Begrenzung des Überlebenswillens, die Begrenzung durch Angst, Schuldgefühle und Zweifel, dem Ewigen, Höheren, Göttlichen. Man erkennt den tieferen Sinn und spürt die Freiheit und die Liebe. Man fühlt sich in Harmonie, in der Bewegung mit allem, was ist. Nur das Ego hat Angst, wenn sich seine Wünsche nicht so erfüllen, wie es dies erwartet hat. Das Bewusstsein erkennt die Wahrheit. Es erkennt, warum diese Erfahrung wichtig ist. Der Funke wächst heran zu einer Flamme von Liebe und Weisheit.

Der Mensch zieht dieses Geschehen an, weil er sich entwickeln, Erfahrungen sammeln und wachsen will. Soweit er noch im Überlebens-Spiel, im Lebenskampf, verwickelt ist, hat er wenig Freiraum, sich zu entscheiden, weil sein Leben durch „Ich muss, ich soll, ich will" geprägt ist. Sobald ihn die Erkenntnis befreit, lässt er sich von der absoluten Intelligenz führen. Er schwimmt mit dem Strom, und das Ego kann ihn nicht mehr daran hindern. Das Ego erwartet immer etwas und bindet sich dadurch an äußere Geschehnisse. Sobald man begreift, dass man die suchende Ganzheit durch das „Ich Bin" in sich trägt, begreift man, dass ein „Ich" alles ist.

Man begreift auch, dass das Böse in letzter Konsequenz nicht existiert – es gibt nur Lernwege. Alles, was man auf dem Umwandlungsweg vom Ego zum „Ich Bin" erfahren hat, hat dazu gedient, in sich die Liebe zu entdecken. Man erkennt für alle Zeit, dass man die Liebe in sich hat. Und so ist das Leben perfekt. Es führt uns immer zu den Antworten, welche wir für unser Wachstum benötigen. Es führt uns immer zur Liebe, die unser Ursprung ist.

So versteht man auch, dass es keinen Sinn hat, etwas im Leben zu lange zu bedauern, sich für etwas schuldig zu fühlen oder ständig etwas zu vermissen. Dies alles sind Bindungen, die anzeigen, dass man noch nicht genügend Liebe in sich trägt. Aber es ist auch ein Lernweg, auf dem man lernt zu lieben, nicht im Schmerz oder in der Trauer zu verharren, sondern die Liebe zu entdecken, die hinter allen Geschehnissen des Lebens wirkt. Aus der Sicht der Liebe versteht man dann, dass es im Leben keine Fehler gibt. Die wahre Liebe ist niemals ein Fehler! Das Leben schenkt uns immer die Möglichkeit zu wachsen. Jedes Problem, welches wir oft als Missgeschick interpretieren, hat seinen Sinn und lässt uns wachsen sowie Erkenntnisse sammeln. Ein Fehler ist es nur, dies nicht zu bemerken und nichts daraus zu lernen.

In dem Moment, wo man erkennt, dass in jedem Geschehen des Lebens ein Sinn liegt und hinter jedem Geschehen die Liebe versteckt ist, öffnet sich das Leben in seiner ganzen Pracht, und man kann es so annehmen, wie es ist. Darin liegt eine unglaubliche Kraft! Es geht nicht mehr darum, etwas verändern zu wollen, sondern es so anzunehmen, wie es ist. In diesem Moment ist man in einer direkten Verbindung mit der Schöpfung. Man wird von Liebe und Wissen geführt, weil sie die Bausteine der suchenden Ganzheit sind. Das ist das neue Bewusstsein. Das Leben nicht mehr verändern zu wollen, verändert das ganze Leben! Das Spiel heißt nicht mehr überleben, sondern lieben. Kann man sich überhaupt vorstellen, was es bedeutet, wenn das Leben reine Liebe ist? Wenn man im Leben nicht mehr spielt, um etwas zu erreichen, sondern *nur liebt*? Darin liegt eine völlig neue Wirklichkeit für die Menschheit…

Die Vollkommenheit des Lebens zu verstehen, schenkt jedem Individuum innere Ruhe und Vertrauen. Es geschieht nichts im Leben ohne einen Sinn, welcher letztlich der Liebe und der Weisheit dient. So stellen sich manche Sorgen über die Zukunft oder den Alltag als zweitrangig heraus. Sie treten in den Schatten und verlieren an Wichtigkeit. Nur das Ego macht sich Sorgen, weil es dadurch Aufmerksamkeit von seiner Umgebung an sich zu ziehen vermag. Das wahre „Ich Bin" weiß: Ohne einen Sinn bewegt sich und existiert nichts in der Natur. Die Natur ist ein perfektes Beispiel. Jede Pflanze, jeder Baum, jeder Grashalm hat seinen Platz und seinen Sinn in der Schöpfung. Jeder Mensch, jedes Individuum und jede Bewegung erfüllt ihre Bestimmung im Großen Plan des Lebens. Sie ist Teil der großen Ganzheit. Nichts ist ohne Sinn. Alles ist vollkommen!

Jeder Mensch hat das Recht auf seinen eigenen Weg, seine eigene Entwicklung, seine individuelle Art, wie er das Spiel des Lebens spielt. Auch da herrscht ein Sinn, selbst wenn man das alles nicht unmittelbar einsehen und begreifen kann. Eigene Unwissenheit bedeutet nicht, dass es überhaupt keinen Sinn gibt. Unwissenheit geht immer zusammen mit Wissen. Es spiegelt sich gegenseitig, bildet eine Ganzheit. Unwissenheit ist ebenso ein Teil der Ganzheit wie das Wissen. Deswegen gibt es in der Schöpfung keine Fehler, sondern nur Unwissenheit, die Weisheit sucht.

So entfallen dadurch alle Beurteilungen über sich selbst, alle Schuldgefühle und Vorwürfe, indem man versteht, dass alles nur ein Lernprozess ist, in welchem das Bewusstsein wachsen, sich ausbreiten und verstehen will, wo die Seele die Liebe sucht und wo der Weg „zurück nach Hause" beginnt. Diese seelische Sehnsucht nach Liebe und Wissen verwandelt alle Ungerechtigkeiten und Schmerzen in ein tiefes Verstehen. Stolpersteine sind plötzlich wichtige Lektionen, die allen Geschehnissen einen Sinn geben.

Wenn man etwas durch seinen Willen verändern will, schwimmt man gegen den Strom des Lebens und blockiert für sich die wichtigen Erfahrungen, welche man benötigt. Nur das erwachte Bewusstsein kann wirklich etwas ändern, nie ein gewollter Wille!

Wenn man annehmen kann, dass im Leben alles sein Sinn hat, versteht man plötzlich, warum keine Tat, kein Schritt und keine Aktivität sinnlos ist, da immer alles mit der Ganzheit verbunden ist. So wachsen im Herzen die Ehrfurcht vor dem Leben und die Liebe zum Leben, weil alles nur der Liebe dient. Dies darf natürlich keine billige Entschuldigung für schlimme Taten sein! Es ist allein die Erkenntnis, dass alles im Leben sein Platz hat, weil es ein Teil des Ganzen ist, so wie Tag und Nacht zusammengehören und eins sind. Kein

Mensch möchte nur am Tag oder nur in der Nacht leben. Jeder Mensch erlebt diese Polarität täglich in sich. Diese Erkenntnis bringt Veränderung ins Leben.

Von diesem Punkt aus kann zum Beispiel jemand, der sich im Leben immer in der Opfer-Rolle befindet, plötzlich eine Veränderung erleben. Man sieht, dass seine Opfer-Rolle nur dazu gedient hat, mehr Liebe und Anerkennung zu bekommen. Deswegen schließt man viele Kompromisse und übernimmt Aufgaben, mit denen man innerlich gar nicht übereinstimmt, nur um das zu bekommen, was einem fehlt. Es kommt aber selten so, wie man es gewünscht oder wie man es erwartet hat; und so ist das Gefühl, ein Opfer des Schicksals zu sein, entstanden. Viele Versuche, aus dieser Rolle herauszukommen, haben nicht geholfen. Solange man nicht versteht, was die Ursache für dieses Rollenverständnis ist, sobald man nicht wirklich erkennt, warum man solch eine Rolle spielt, sobald man sein Bewusstsein dieser Rolle gegenüber nicht ändert, verändert sich auch die Situation nicht. Das Leben gibt uns immer wieder eine Chance, die eigene Situation anzuschauen und anzunehmen, wie sie wirklich ist. Wenn man sie annimmt, dann ändert sich etwas. Es gibt keine Schuld und keine Fehler mehr, es gibt nur Unwissenheit, die erkennen will.

Ein Heiler erkennt die Perfektion in jedem Klienten und spiegelt ihm das durch sein Bewusstsein. Das Bewusstsein ist wie ein Magnet, es zieht magnetisch an. Durch die Hingabe des Heilers kommt es zur Verschmelzung mit dem Klienten, wodurch der Klient die Möglichkeit bekommt, die Vollkommenheit des Lebens zu verstehen; und dies versetzt ihn in die Lage, auf alles heilsam einzuwirken.

ICH LIEBE MICH

Die Liebe ist der Ursprung allen Lebens. Sie erschafft alles Leben und lässt jedes Wesen so sein, wie es ist. Auch wenn dunkle Wolken aufziehen, so ist dies in Ordnung. Auch das gehört zum Leben, weil hinter allem die Liebe wirkt. Niemand zweifelt daran, dass die Sonne existiert, auch wenn sie gerade von Wolken verdeckt wird. Es gibt kein Problem mehr, wenn man die wahre, starke Liebe in sich verspürt und lebt. Das Bewusstsein verbindet sich mit der Liebe – und dann gibt es keine Probleme mehr. Das Leben vieler Menschen ist sehr stark auf das DU bezogen. Da gibt es viele Projektionen, Erwartungen und natürlich auch Enttäuschungen. Man sucht sich selber zuerst im DU, man sucht die Liebe zuerst durch das DU. Dies sind alles wichtige Erfahrungen und wichtige Erkenntnisse; und auch die Enttäuschungen oder Verletzungen auf dieser Ebene stellen keinen Fehler dar. Das Leben hat es so gewollt. Es zeigt uns immer den Gegenpol, damit wir wachsen können. Sich in jedem Moment bewusst zu sein, dass man das Beste gemacht hat, was man in dem betreffenden Moment machen konnte, ist ein wichtiger Erkenntnisschritt, um sich selber zu akzeptieren und sich nicht zu beurteilen.

Verletzungen gehören zum Leben, wenn man stark auf ein DU bezogen ist. Aber auch sie sind kein Fehler. Es ist nur wichtig, sich Folgendes bewusst zu machen:

> Ich habe mich selbst verletzt.

> Warum habe ich mich verletzt? (Warum habe ich es zu-
gelassen?)

> Das Unbewusste, das Nicht-Wissen, sagt immer: DU hast
mich verletzt. Du bist schuld und ich bin verletzt.

> Ich bin das Opfer; aber gleichzeitig bin ich auch Täter.
Diese zwei Pole gilt es, in sich zu integrieren und zu ver-
einen.

Wenn man akzeptiert, dass man gleichzeitig Opfer wie auch
Täter ist, dann hört das Spiel auf. Man ist dann nicht mehr
ein Teil des Spieles, sondern kommt in die Rolle des Beobach-
ters, wo man ganz klar die beiden Rollen von Täter und Opfer
durchblicken kann. Dieser Moment ist eine wirkliche Befreiung; denn man versteht und man gewinnt Erkenntnis. Diese
Erkenntnis führt dann weiter zum Wissen und zur Liebe.

Auf der Ebene der Du-Liebe gibt es immer einen Gegenpol,
gibt es immer das Spiel Täter-Opfer, Männlich-Weiblich.
Das Ego wächst über das Du, das Ego braucht das DU. Aber
wenn man die Du-Liebe erkannt hat, dann steigt man auf zur
Ebene der „Ich-Liebe" (Ich liebe mich) und dann weiter zur
All-Liebe. Der Weg des Menschen führt von der Du-Liebe,
wo sich das Ego erkennen und ausbreiten will, zur Ich-Liebe,
wo Akzeptanz, Wissen und All-Liebe herrschen, wo kein Gegenpol mehr besteht.

Auf dieser Ebene des Bewusstseins ist alles möglich. Es gibt keine Grenzen mehr, keine Bewertungen, Erwartungen, Projektionen, Manipulationen oder Urteile.

Hier regiert die Liebe!

Ich liebe mich in allem, was die Schöpfung offenbart. Alles ist in mir und ich bin in allem. Das Wissen weiß, dass die Probleme und die Schwierigkeiten nur Mangel an Erkenntnis sind. Das Wissen weiß, dass niemand schuldig ist, wenn man in reiner Liebe lebt. Es ist eine ganz neue Erfahrung und eine große Erweiterung des Bewusstseins für die Menschheit. Man handelt nicht mehr aus der Polarität heraus, sondern durch das „Ich liebe mich" handelt und lebt man aus der Einheit heraus. Das ist ein Bewusstseinssprung! Es gibt keinen Gegenpol mehr, es gibt keinen Täter, demgegenüber ich mich als Opfer fühle, sondern es gibt nur noch Erkenntnis und Liebe, aus der heraus man handelt, das Leben wahrnimmt und lebt.

Der erste Schritt zu dieser Entwicklung liegt bei der Selbstakzeptanz. Es ist ein wirklicher Lernprozess, sich selber so anzunehmen und zu akzeptieren, wie man wirklich ist – ohne Schuldgefühle, ohne Verurteilen, ohne Projektion. Wenn man sich selbst akzeptieren kann, erwartet man für sein Dasein keine Bestätigung im Äußeren mehr – durch ein Du. Man kennt sich, und diese Erkenntnis befreit von allen Erwartungen. Diese Erkenntnis öffnet die Türe, um sich weiter zu entwickeln, weiter kennenzulernen, zu entfalten und alle Kräfte und Möglichkeiten in sich zu entdecken. Bei jeder Entdeckung spürt man, wie die Seele den Spiegel der Schöpfung darstellt und man mit der ganzen Schöpfung verbunden ist.

So öffnet sich eine unglaubliche Quelle in jedem Menschen. So öffnet sich die Liebe, die ihren Ursprung in der All-Liebe hat und sich durch das „Ich liebe mich" manifestiert. Wenn man aus dieser Liebe heraus ein Du betrachtet und mit dem DU in Berührung kommt, dann ist es pure Liebe und Freude – ohne Erwartungen und Urteile. Diese „Ich-liebe-mich-Liebe" ist eine starke Magnetkraft, welche die gleiche Qualität der Liebe anzieht, die keine Grenze kennt. Deswegen ist in der Liebe alles möglich. Auch hier vollziehen sich natürlich noch immer Beziehungen und Bindungen, aber auf einer ganz anderen Ebene, mit einer ganz neuen Qualität.

Menschen, die unbewusst leben, kennen meist nur eine Form von Liebe – und das ist die Sexualität. Da treffen sich Ich und Du, weil das Ich das Du braucht. Da herrscht noch große Abhängigkeit. Aber es ist zugleich schon ein Verlangen nach etwas mehr. Wenn die Liebe weiter steigt, zur Zärtlichkeit, zur Nähe, wo es keine Verkrampfung gibt, wo die zwei Menschen nicht zusammen sind, weil sie sich brauchen, sondern weil sie sich wirklich lieben – dann ist das eine vollkommen neue Qualität. Das ist das Paradies, das ist wahre Einheit.

In diesem Zustand existiert kein Platz mehr für Eifersucht oder Neid. Das können sich heute viele Menschen noch nicht vorstellen, weil Eifersucht in weiten Gesellschaftskreisen noch immer als ein Zeichen der Liebe gilt. Die wahre Liebe lässt so etwas nie zu, weil die wahre Liebe wahrhaft liebt. Lieben und Brauchen sind zwei diametral unterschiedliche Eigenschaften! Wer in der Liebe bleibt, der ist gegen viele äußere Einflüsse geschützt, weil die ehrliche, wahre Liebe keinen Gegenpol hat. Die „Ich-liebe-mich-Liebe" lebt und lässt leben.

Sie liebt und fragt nie nach einem Warum. Sie ist mit der ganzen Schöpfung vollkommen im Jetzt verbunden.

Die Liebe fließt weiter. Sie hat viel mehr Formen, und es ist wunderbar, die Liebe in allen Ebenen und mit allen Formen zuzulassen und zu leben. Diese Liebe hat ein Bedürfnis, sich nach außen auszudrücken, sich zu zeigen und zu verwirklichen. Durch diese Liebe ist dann das ganze Leben im Fluss – und alles ist mit allem verbunden. Man hat Freude an Kreativität, man hat Freude am Geben und Nehmen, man verspürt ein echtes Bedürfnis zu dienen.

Weil man auf dieser Ebene das Leben als Einheit wahrnimmt und lebt, entdeckt man den Sinn aller Geschehnisse – im Jetzt ebenso wie in der Vergangenheit. So versteht man natürlich auch die Vergangenheit ganz neu, vollkommen und erfüllt mit Sinnhaftigkeit. Man merkt, dass keine Tat, keine Handlung isoliert geschieht, sondern hinter jedem Schritt, welchen man gemacht hat, ein tieferer Sinn lag. So ist es auch möglich zu verzeihen – sich selber und den anderen.

So heilt die Liebe alte Verletzungen, schmerzhafte Erinnerungen und ungeklärte Situationen. Man sieht, dass bestimmte frühere Handlungen aus einem Mangel an Liebe geschahen, und deswegen konnten sie Schmerz oder Missverständnisse verursachen. Diese Erkenntnis erlaubt zu verzeihen. So befreit die Liebe von Verklemmungen, Anhaftungen und Bindungen und heilt endgültig jeden Schmerz.

Aus dieser Erkenntnis heraus wächst auf natürliche Weise Vertrauen in die Zukunft, da man weiß, dass alles, was einem begegnet, einen Sinn hat und immer der Liebe dient. Man hört auf die eigene innere Intelligenz und ist mit der Intuition verbunden, die alle Handlungen und Tätigkeiten führt. Die Liebe ist immer die Siegerin.

INTUITION

Intuition ist die wunderbare Kraft oder Gabe, die jeden Menschen mit seinem eigenen inneren Wesen verbindet. Intuition ist der Weg zur absoluten Intelligenz, die in jedem Individuum verankert ist.

Die Menschheit hat ihre Intuition noch nicht richtig entwickelt. Alles, was auf Erden bis jetzt vorhanden ist, baut auf der Erfahrung auf. Man hat Erfahrungen gesammelt, wie dieses oder jenes funktioniert: Was passiert, wenn ich hier drücke oder diesen Schritt mache. So weiß der Einzelne, was er in einer bestimmten Situation tun soll und was nicht. Dies sind durchaus alles wichtige Erfahrungswerte für das Überleben der Menschheit. Die Intuition verfügt über diese Werte nicht, sondern sie zapft im Moment direkt die absolute Intelligenz an. Sie ist frei von Erinnerungen und Erfahrungen, denn sie ist frei von Vergangenheit. Sie setzt sich direkt, blitzschnell und spontan mit dem Absoluten in Verbindung. Das ist das Einzigartige an der Intuition!

Aus der Erfahrung kommend, gehen die Menschen jetzt immer mehr dazu über, aus dem „Ich Bin" zu leben. Dieses

„Ich" hat andere Gesetze als das „Überlebens-System". Gesetze, welche die Menschheit jetzt gerade ganz neu zu erlernen beginnt.

Die fünf Sinne sind das weltliche Handwerkszeug für die Intuition, deswegen ist die Schulung des Wahrnehmungsvermögens durch die Sinne jeden Tag und in praktisch jeder Situation so außerordentlich wichtig. So lernt man, die anderen Dimensionen der Realität wahrzunehmen. Man erkennt die Zusammenhänge und die feinen Unterschiede. Die Schulung der Intuition ist ein Lernweg – und er ist für jeden Menschen individuell. Es ist wichtig, auf die Intuition zu hören, ihre zarte, aber eindeutige Sprache wahrzunehmen. Im Alltag kann man sich genau beobachten, ob man mittels des Intellektes oder mittels der Intuition reagiert.

Oft sagen die Menschen: „Ich habe es getan, weil ich spürte, dass es richtig war. Aber es hat vorher keinen Sinn ergeben, warum ich es tun sollte. Nur das Gespür war dabei mein Ratgeber." Und das Gespür war richtig. Fast jeder kennt solche Situationen: „Ich wollte links abbiegen, aber „etwas" hat mich nach rechts gezogen…" Und dann trifft man jemanden, den man sich schon lange zu treffen gewünscht hat. Aber das sind wirklich nur Kleinigkeiten. Trotzdem kann man auch in solchen unbedeutenden Momenten seine Beobachtungsgabe und Wahrnehmungsfähigkeit schulen. Oft mischt sich natürlich noch der Kopf ein, und der Intellekt versucht Anweisungen zu geben, was logischer ist, was besser gemacht werden kann und wie man sich zu entscheiden hat. In solchen Momenten ist es wichtig, ruhig zu bleiben, tief zu atmen und die Situation nochmals zu beobachten. Entscheidend dabei ist, die Energie nicht auszurichten, sonst entwickelt sie wieder einen Gegenpol – und man ist schnell zurück im Spiel. Es gilt, ganz ruhig zu bleiben und alle Gedanken, Wünsche und Vorstellungen loszulassen. So übt man mit jedem Schritt, immer mehr und mehr der Intuition zu vertrauen und zur Verschmelzung mit dem Leben zu kommen. Man merkt mit dem wachsenden Vertrauen, dass man im Herzen verankert ist und hinter allem Geschehen die Liebe steht.

Man muss sich nicht extra Mühe geben und versuchen, mit dem Willen etwas zu erzwingen, denn man weiß inzwischen, dass man so nur verkrampft. Es ist bereits ausreichend, wenn man sich sagt: „Ich kann es nicht." Natürlich kann man „es" dann auch nicht, weil solche Aussagen blockieren und die eigenen Fähigkeiten begrenzen. Nur mittels achtsamen Beobachtens kann sich etwas ändern, weil man innerlich schon weiß, welcher Kraft (Intellekt oder Intuition) man sich öffnen will. Die Intuition bewertet nicht, beurteilt nicht und arbeitet nicht über die Zeit-Schiene. Sie sprudelt ununterbrochen und ist kreativ. Ihr Zentrum liegt in der Thymusdrüse, deswegen können manche Menschen, deren Intuition sich entwickelt, auch Schmerzen im Brustkorb verspüren, wenn diese Kraft zum Leben erwacht.

Die Intuition erfasst den Moment ganzheitlich, ohne Bewertung. Sie nimmt ihn so wahr, wie er ist. Das ist ihre große Kraft. Dadurch ist sie frei von der Ursache-Wirkung-Kette und vom Überlebensprinzip. Das kreative Potenzial kann sich in absoluter Freiheit entwickeln. Man lebt, was man wirklich ist, aus dem Moment heraus und nicht aus den Prägungen der Vergangenheit.

Es gibt schon viele Erkenntnisse über das Leben, die durch intuitive, sensitive Menschen übermittelt worden sind. Diese haben zum Beispiel herausgefunden, welche Pflanze welche Wirkung hat, für die Heilung welcher Krankheit sie gut ist. Dieses Wissen darf man durchaus nutzen und sozusagen „kopieren". Jeder Mensch kann aber seine eigene individuelle Art von Intuition entwickeln und sie dann in viele schon existierende Methoden und Techniken einbringen. Das Beste ist natürlich, seine eigene feinfühlige Wahrnehmung zu trainieren und sich immer mehr und mehr davon leiten zu lassen. Nur derjenige, welcher der Intuition folgt, kann damit Erfolg haben, weil die eigene Intuition das Tor zur universellen, absoluten Intelligenz, zur Ganzheit ist. Alles andere ist nur ein Hilfsmittel.

Das Denken und den Intellekt benötigt man zum Überleben; durch die Intuition gelangt man auf einen neuen Stand der Wahrnehmung. Beobachten, atmen, erspüren, verschmelzen, vertrauen, lieben – alle diese Qualitäten erfordern Zeit, um sich zu entfalten.

Für einen Heiler ist es die absolute Priorität, an der Quelle der Liebe zu bleiben und mit seiner Intuition in Verbindung zu stehen, von der aus alles fließen kann. Dann herrscht Harmonie in jeder seiner Bewegungen – und das ist das Wichtigste für einen Heiler. Alles andere spielt keine Rolle mehr. Nur die Intuition zählt.

Kapitel 3

DER HEILER UND DER KLIENT

DIE BEZIEHUNG ZWISCHEN HEILER UND HEILUNGSUCHENDEM

Wenn man heilen will, muss man zuerst verstehen, was das Leben in seiner ganzen Fülle ausmacht. Menschen kommen mit vielen verschiedenen Problemen, und jeder Mensch ist anders, mit seinen ganz individuellen Sorgen und Nöten. Ein Heiler sollte dieses ganze Spektrum annehmen können. Er sollte es, ohne es zu bewerten, ansehen und akzeptieren. Dazu gilt es, das Leben nicht durch eigene Beschränkungen wahrzunehmen, sondern es in der ganzen Breite der Farbpalette zu betrachten – so, wie das Leben wirklich ist. Jede Einschränkung ist kontraproduktiv, nur das Geschehenlassen bringt Wachstum. Diese Gesetzmäßigkeit muss ein angehender Heiler zuerst respektieren lernen. Dazu muss man sich selber innerlich reinigen und geistig wachsen.

Der erste Schritt in diesem Heiler-Wachstums-Prozess ist das *Akzeptieren dessen, was man ist*. Hier beginnt die allererste Lektion für einen Heiler. Die Aufgabe lautet: „Herausfinden, wer ich wirklich bin." Wenn man nicht weiß, wer man selber ist, muss man sich ständig Mühe geben, das zu sein, was man nicht ist. Eine Sonnenblume ist einfach eine Sonnenblume; sie versucht nicht ständig, ein Veilchen zu werden. Deswegen bewundern wir die Sonnenblumen, weil sie so sind, wie sie sind. Wenn aber ein Veilchen versuchen würde, eine Sonnenblume zu werden, dann geriete die Natur in ein Ungleichgewicht.

Wenn man nicht weiß, wer man ist, dann muss man kopieren. Nur wenn ein Mensch sich selbst findet, sich selbst erspürt und begreift, dann lebt er die göttliche Schöpfung in sich. Dann ist er die Schöpfung.

Der zweite Schritt ist das *Loslassen von einer Vorstellung*, wer oder was man sein könnte: „Wie wäre es, wenn…" Wenn man das ist, was man ist, bewertet man nicht mehr, sondern ist frei von Vorstellungen und Erwartungen. Dies betrifft einen außerordentlich wichtigen Punkt beim Heilen – den Klienten nicht mehr zu bewerten. „Ach, Ihre Leiden sind so schlimm und Ihre Schmerzen so groß." Oder schlimmer: „Wenn Sie nicht dies oder das täten beziehungsweise dies oder das dächten, dann…" Man nimmt alles vorurteilsfrei an, was der Klient sagen will, ohne es in irgendeiner Weise zu bewerten oder zu beurteilen.

Jeder Klient sucht Heilung von seinen Leiden, von seinen Schmerzen. Was er gar nicht braucht, ist eine kritische oder moralische Bewertung des Heilers für diese Schmerzen. Die Aufgabe des Heilers ist es, dem Klienten zu zeigen, wer er wirklich ist (der Klient). Dies kann nur geschehen mittels der Einheit, welche der Heiler in sich verwirklicht hat und mit welcher er den Klienten liebevoll begegnet. Diese Einheit in sich zu entfalten, ist der dritte Schritt, welchen ein Heiler zurücklegen muss. Der Klient kommt mit seinen Schwierigkeiten in die Behandlung. Er fühlt sich vielleicht als Opfer irgendeines Geschehens. Der Heiler bewertet das Ganze nicht, sondern begegnet seinem Klienten mit der reinen schöpferischen Heilenergie. Durch sie kann der Klient erleben, dass die Rollen von Opfer und Täter immer Teil des Ganzen sind. Eines Tages versteht er dann, dass auch er (der Klient) ein Teil davon ist. Das ist der erste Schritt, um freizuwerden von der falschen Vorstellung, dass er nur ein Opfer ist und nur er die Schmerzen zu erleiden hat. Allmählich beginnt er, die Ganzheit wahrzunehmen. Dies kann nur geschehen, wenn der Heiler ihn aus der Sicht der Ganzheit, der Einheit, zu behandeln beginnt. Durch diese Energie bietet er dem Klienten die Möglichkeit, seine falschen Vorstellungen von sich selbst zu korrigieren. Aber dafür muss der Heiler zuerst diese Einheit und Ganzheit in sich selbst verwirklichen, damit er sie weiterschenken, damit er dadurch heilen kann.

Wahrhafte Heilung ist, um es mit einem einfachen Satz zu umschreiben: Die Menschen von ihren (meist wenig hilfreichen) Erwartungen und Vorstellungen zu befreien, damit sie in sich selbst ihre eigene göttliche Größe finden können. Das ist die Aufgabe des Heilers: Den Anderen zu befreien, damit er zu sich selbst finden kann.

Jede persönliche Einschränkung, sei sie emotionaler oder mentaler Natur, begrenzt den Heiler. Solange noch Angst oder Unsicherheit herrschen, ob man ein „guter" Heiler ist, kann die heilende Energie nicht fließen – und die Heilung wird erschwert. Deswegen muss ein Heiler seinen Halt in sich selbst haben. Halt bedeutet hier Wissen und Liebe. Natürlich stehen wir als Menschen alle noch in einem Lernprozess. Kaum einer von uns ist immer nur mit der absoluten Liebe und dem vollkommenen Wissen in Verbindung. Jeder hat noch seine Lektionen zu lernen; aber es geht darum, innerlich zu erspüren, wie die Liebe wächst und wie das Bewusstsein sich verändert. Das entscheidend Wichtige ist der Prozess. Jeden Tag einen kleinen Schritt zur Einheit zu unternehmen.

Die Liebe darf niemals aufgehalten werden. Sie muss immer wachsen können, auch wenn die persönlichen Wege durch große Schwierigkeiten und Schmerzen führen. Es ist wie in der Natur: Wir bezweifeln nie, dass die Sonne existiert, auch wenn gerade eine graue Wolkendecke über uns hängt und wir die Sonne nicht sehen können. Wenn man etwas nicht sehen kann, bedeutet es natürlich nicht, dass es nicht existiert. Genauso ist es auch mit der Liebe in jedem Einzelnen: Sie existiert immer, auch wenn er gerade durch eine schwierige Zeit geht und die Liebe anscheinend nicht spüren kann.

Es gehört zum Spiel des Lebens: Ein Teil in uns bleibt immer begrenzt, solange wir in der Polarität leben. Das Opfer-Täter-Spiel oder die Polarität Männlich-Weiblich erzeugen diese Bewegung. Sie ist in allem Geschehen aktiv. Wenn man an irgendetwas oder irgendjemandem festhalten will (durch Erwartungen, Wünsche und Vorstellungen), erntet man nur Schmerz. Wenn man aber erkennt, dass hinter diesen Rollen-Spielen, hinter diesen Bewegungen, hinter allen Prozessen ein verborgener Sinn liegt, ein ganz tiefer Sinn, und man an diesen Sinn und nicht an die schmerzhaften Prozesse glaubt, dann findet man wahren Halt. Wenn ein Heiler das ewig Unbewegte (Liebe und Wissen) in sich findet, welches die ständige Bewegung erschafft (die verschiedenen Rollen-Spiele), dann hat er verstanden und eine unerschütterliche Grundlage für seine Arbeit geschaffen.

Beim Heilen ist wichtig zu wissen, dass *alles Leben vollkommen* ist. Der Heiler soll dieses Wissen ausstrahlen – alles ist Vollkommenheit. Der Heiler hat keine eigenen Erwartungen oder Vorstellungen – auch nicht, wenn es um seinen Klienten geht. Er sucht nicht die Klienten, weil er sie braucht, sondern die Klienten suchen ihn – die Klienten suchen seinen Bewusstseinszustand, welcher heilt. Nur wenn ein Heiler ohne Erwartungen und Vorstellungen ist, begegnet er dem Klienten so, wie er ist, in seiner Vollkommenheit. Auch wenn da Fehler sind – sie sind Teil von dieser (seiner) Vollkommenheit. Der Heiler spiegelt diese Vollkommenheit, diesen erfüllten inneren Zustand, dem Klienten. In diesem Moment kann Heilung stattfinden. Die Schöpfung macht keine Fehler, aber sie verwirklich sich erst im Gegenpol. Sie zeigt das andere, zeigt auf, wo ein Fehler liegt, damit man zur Vollkommenheit, zur Einheit finden kann.

Beim Heilen geht es um die Verschmelzung zwischen Heiler und Klienten. Der Klient erzählt von seinen Schmerzen, seiner Krankheit oder seinen Problemen. Der Heiler bewertet nicht. Er hört aufmerksam und hochsensibel zu und fragt den Klienten, wie er sich fühlt und wie er die heilende Energie empfindet, die durch ihn strömt. Der Heiler begegnet dadurch dem Leben in der Gestalt des Anderen. Es ist das Leben, welches sich gerade als Polarität zeigt.

Der Klient fühlt sich durch seinen Schmerz als Opfer. Der Heiler weiß aber, dass das Leben aus einer Polarität entsteht: Wo das Opfer ist, da ist auch der Täter – und Opfer und Täter formen, auch wenn mancher damit zu kämpfen hat, eine Einheit. Sie gehören zum Ganzen. In dem Moment, wenn der Heiler die Energie der Einheit strömen lässt, gibt er dem Klienten die Möglichkeit, dieses „Spiel des Lebens" als Ganzes zu sehen und zu erfahren.

Der Heiler bleibt in sich mit der Liebe und mit der Ganzheit verbunden, weil er weiß, dass jeder Mensch solche Rollenspiele austrägt. Er bringt innerlich die Gegenpole zum Vorschein, so dass aus der Zersplitterung eine Ganzheit entsteht. Das Zusammenführen der Teile durch eine höhere Energie führt den Klienten an den Punkt seines Bewusstseins, wo diese Rollenspiele – Opfer-Täter, Mann-Frau und viele andere – sich vereinigen können. Der Heiler schenkt die fehlende Einheit. Er versucht, die Polaritäten verschmelzen zu lassen. Es bedarf dazu nicht vieler Worte. Es sind nur das Wissen und die Ausstrahlung des Heilers erforderlich. Die heilende Energie strömt – und die Heilung geschieht.

Wenn ein Heiler durch seine Tätigkeit (beim Heilen) in eine Resonanz mit dem Problem des Klienten kommt, ist dies immer ein Zeichen dafür, dass er damit selbst noch ein Problem hat, dass er hier selber noch etwas zu lernen hat. Alles, was uns außen begegnet, ist eine Spiegelung von uns selbst. Daher kann es auch geschehen, dass der Heiler durch seinen Klienten einem eigenen Problem oder einer eigenen Schwäche begegnet. In diesem Moment hat die Ehrlichkeit des Heilers die höchste Priorität. Er muss aufmerksam nach innen schauen, warum diese Projektion entstanden ist. Man muss dies als Heiler auch ehrlich ansprechen: „Ich empfinde etwas in Ihrem Herz-Bereich, zu dem ich eine Resonanz verspüre." Wenn der Klient selbst nichts Ähnliches verspürt und ihm nichts bewusst ist, sollte der Heiler in diesem Augenblick in Dankbarkeit die Erkenntnis annehmen, dass das Geschehen etwas mit ihm zu tun hat. Er sollte sich umgehend wieder auf seine Mitte konzentrieren und sich erneut der Liebe und dem Wissen öffnen.

Manchmal ist es in einer Behandlung nicht so einfach, wenn man spürt, dass die Energie nicht richtig fließt. Man kommt dann als Heiler nicht mehr weiter. Dann sollte man über die uneingeschränkte Ehrlichkeit verfügen und dem Klienten offen sagen, dass eine Behandlung momentan nicht erfolgreich wäre. Man kann *nur* heilen, wenn man nicht begrenzt ist, wenn man ganz offen ist. Wenn irgendwo im Heiler ein Problem auftritt, dann kann er nicht richtig heilen.

Ein Heiler muss lernen, sensibel in sich hineinzuspüren. Zudem muss er absolut ehrlich zu sich selbst sein. Er ist kein Heiliger. Auch er hat Bedürfnisse und Wünsche. Er weist in der Regel auch noch Bindungen im Äußeren auf; aber er sollte inzwischen gelernt haben, dass ihm dies die Möglichkeit bietet, zu lernen und sich selber zu erkennen. Je mehr man innerlich wächst und sich entwickelt, desto weniger beurteilt man und bindet sich im Äußeren. Man entdeckt immer mehr und mehr von der Vollkommenheit des Lebens. Dadurch ist man nicht mehr verletzt aufgrund von Reaktionen Dritter, weil man die anderen so sein lassen kann, wie sie in ihrer gegenwärtigen Entwicklung sind. Man wird nur durch eigene Vorstellungen und Erwartungen verletzt!

Wenn man mit seinem eigenen Prozess in Harmonie schwingt, entsteht kein Ungleichgewicht. Die Schöpfung ist immer vollkommen und zeigt sich auch durch die Dualität von Pol und Gegenpol. Sobald man das durchschaut hat, bleibt man im Gleichgewicht und in der kosmischen Ordnung. Keiner von uns ist vollkommen. Wir sind alle auf dem Weg, zu lernen und uns weiterzuentwickeln, hin zu mehr Liebe und Wissen.

Wer leidet, möchte von einem Heiler eine neue innere Ordnung bekommen. Um diese Ordnung wiederherstellen zu können, muss sich der Heiler selber in der Ordnung befinden. Er darf nicht bewerten und muss in der Liebe bleiben. Je stärker das Bewusstsein von Liebe im Heiler ausgeprägt ist, desto weniger kann ihn eine sogenannte „negative" Energie (wie z.B. auch die Umweltbelastung) angreifen. Wenn sich aber ein Heiler sehr ängstigt, beengt er sich. Deshalb ist es wichtig, immer darum zu bitten, dass man stärker wird.

Hier kann es hilfreich sein, sich beispielsweise auf große spirituelle Meister zu konzentrieren (Christus, Buddha) und sie um Unterstützung und Stärke zu bitten. Man kann auch mit der „Goldenen Energie", der goldenen Farbe, durch Visualisierung arbeiten. Die Goldene Energie hilft dem Heiler, mit der Quelle verbunden zu bleiben, wenn die Behandlungssituation schwierig ist und er sie noch nicht in ihrer Ganzheit erfasst hat. Manchmal kommt es auch vor, dass der Heiler seine eigene Grenze überschreitet und nach der Behandlung Kopfschmerzen oder eine stark „kribbelnde" Energie in seinem Körper verspürt. In diesem Fall hilft die Natur wunderbar: Ein kleiner Spaziergang, tief ein- und ausatmen, die

Schönheit und Einfachheit der Schöpfung wahrnehmen, sich wieder mit der Erde verbinden und alle Natur-Elemente als strömende Kraft durch sich fließen lassen.

Keine Krankheit kommt ohne Ursache. Aber diese liegt oft weit zurück. Heilen heißt daher auch, zurück zum Ursprung zu gehen, dorthin, wo das Problem begonnen hat. Der Ursprung war *immer ein Mangel an Liebe* – meistens seitens des Klienten. Das wichtigste Gebot lautet: Sich selbst zu lieben. Heilung geschieht deshalb nur, wenn sie auch der Patient möchte. Ein Heiler kann in einer Heilbehandlung nicht alles für seinen Klienten lösen, nur weil er vielleicht denkt, es tue der Situation, dem Klienten oder ihm selber gut. Der Klient bestimmt, wie viel er von dieser heilenden Energie wirklich im Augenblick benötigt. Hier sollte der Heiler einfach Vertrauen haben! Die Probleme werden erst dann ganz gelöst, wenn es für den Klienten nichts mehr zu lernen gibt.

Ich habe in meiner Praxis sehr viele Klienten mit sehr unterschiedlichen Problemen behandelt. Meistens ist alles wunderbar gelaufen. Aber es gab auch Situationen und Fälle, wo ich nicht weiterhelfen konnte. Ich bin jedesmal an eine Grenze gestoßen – und die Heilungsenergie ist nicht mehr geflossen.

Eine Dame hat mich einmal gebeten, ihr beim Abbau ihres Übergewichtes zu helfen. Sie hatte schon viele Diäten und Methoden versucht, aber keine hatte ihr wirklich geholfen. Sie kam ein paar Mal zur Meditation, und eines Tages bat sie mich um Hilfe. Bei der Behandlung habe ich aber gemerkt, dass ich auf eine gewisse „Resonanz" mit ihr stoße

– und das stört den Energie-Fluss. Ich habe versucht, immer wieder innerlich ins Gleichgewicht zu kommen, aber es war nicht möglich. Ich habe gemerkt, das ihr Problem auch mein Problem war! Ihr Übergewicht hat bei mir eine Resonanz hervorgerufen, weil ich selber damit zu tun habe. Ich bin mit mir nicht zufrieden. Ich habe auch einen Bauchansatz hier und ein anderes Problemchen da. Ich esse einfach gerne. So habe ich der Klientin ehrlich gesagt: „Es geht nicht, ich kann nicht weiterhelfen. Ich stoße auf eine energetische Blockade, welche mich nicht weitermachen lässt."

Wir haben uns dann freundlich verabschiedet. Ich habe trotzdem dem Geschehen nachgespürt und versucht, innerlich zu sehen, wahrzunehmen und zu verstehen, warum diese Situation so gelaufen ist. Die Energie-Blockade, wie ein kleines Geschwür, war von beiden Seiten da – von meiner, aber auch von ihrer. Sie war noch nicht wirklich bereit, an diesem Problem ernsthaft zu arbeiten, weil es für sie auch eine Entschuldigung war, warum sie viele Sachen in ihrem Leben nicht anschauen musste. Und meinen Beitrag daran habe ich dargestellt.

Es ist kein Fehler, ehrlich zu sagen, dass man nicht weiter behandeln kann, weil irgendein Problem aufgetreten ist. Wenn ein Heiler wirklich erleuchtet wäre, dann könnte er auch keine Fehler machen, nichts Falsches tun. Der Heiler ist aber nicht Gott! Er muss nicht warten, bis er erleuchtet ist, und dann erst anfangen, richtig zu heilen. Es ist eine völlig falsche Vorstellung von sich selbst, erst perfekt zu sein, keine Fehler zu begehen und dann mit dem Heilen zu beginnen. Dahinter steht nur die Haltung eines falschen Perfektionismus. Wenn man selber perfekt sein will, kann man auf diese Perfektion ewig warten. Wenn Eltern ein Kind bekommen und sagen: „Weißt du, ich darf dich erst berühren, wenn ich erleuchtet und perfekt bin", dann muss dieses arme Kind auf Vieles verzichten, bis es berührt wird.

Wir sind alle Menschen. Der eine hat ein wenig mehr Bewusstsein als der andere, doch wir sind von unserem Wesen her alle gleich. Wenn man natürlich und unschuldig ist, aber gerne gibt und sich natürlich verhält, so wie die meisten Eltern ganz natürlich ihr Kind berühren und ihm geben, was es benötigt, so kann man auch andere Menschen heilen und ihnen helfen. Ganz natürlich, ohne große Erwartungen oder Anstrengungen. Es ist wichtig, nicht eine Position falscher Stärke einzunehmen und in gewisser Weise andere zu dominieren. „Ach, dir geht es so schlecht. Komm, ich gebe dir Energie." Ein solches Vorgehen habe ich häufig erlebt. Dies kann man eher als Machtspiel betrachten: Ich bin besser als du. Mit irgendeiner Form von Heilung hat das natürlich nichts zu tun.

Wenn man spürt, dass man in sich Energie zum Heilen trägt und im Herzen den Wunsch nach Heilen und Helfen empfindet, dann kann man diesen Impuls in Demut annehmen, in sich weiterentwickeln und wachsen lassen. Wenn man den Fluss der Liebe nicht weitergeben kann, dann baut man eine Mauer auf, und die Heilungsenergie fließt nicht richtig. Es geht darum, der Liebe in uns Raum zu geben und die Dinge geschehen zu lassen, dann kann man keinen Fehler machen. Die Liebe führt jeden Menschen richtig, so dass er weiß, was der Andere wirklich für Bedürfnisse hat.

Natürlich wünscht man sich am Anfang, dass man nur gute, positive und auch relativ gesunde Menschen behandeln kann, die vorwiegend einen energetischen Ausgleich suchen. Aber es kann alles anders kommen. Dieses Erwartungs-Spiel, was ein Heiler und was ein Klient erwartet, ist faszinierend zu beobachten. Es ist eine ganz wichtige Erfahrung, welche einen Heiler zu einem richtigen Verständnis führen kann.

Als Heilerin habe ich keine Erwartungen mehr an mich. Ich gehe während der Heilbehandlung in die für mich in diesem Moment höchste Schwingung von Reinheit. Ich bin auch nicht immer gleich eingestimmt, manchmal bin ich fähig, höher zu schwingen, manchmal weniger. Aber in diesem Moment gehe ich in meinen höchsten Zustand von Reinheit, dann behandle ich. Während des Behandelns gehe ich nicht darauf ein, worunter der andere leidet und ob das Leiden nun aufgelöst werden kann oder nicht. Ich bin in mir und in der Schöpferkraft verankert. „Göttliches Licht, komme herab und fließe durch mich hindurch. Dann besteht keine Notwendigkeit mehr, mich mit dem Anderen zu beschäftigen, ob er gesund wird oder nicht, ob seine Krankheit sein verborgener Wunsch ist und ob sein Wunsch erfüllt werden soll oder nicht. Ich kann alles geschehen lassen und mich danach allein dahingehend kontrollieren: Konnte ich mich hingeben? Konnte ich einfach da sein und mich dem Licht hingeben? Der Rest kümmert mich nicht.

Wenn die Erwartungen groß sind und ich als Heiler wissen möchte, warum bestimmte Probleme da sind, wie ausgeprägt und stark sie sind und wie meine Kraft wirkt – dann binde ich mich an die Situation des Klienten und kann nicht heilen. Dann leide ich selbst mit, dann bin ich zu sehr an sein Lebens-Spiel gebunden. Dann entsteht Abhängigkeit, und aus der Abhängigkeit heraus kann man nicht heilen. Der Klient kommt zu mir als Heilerin nicht wegen meiner Abhängigkeit, sondern er kommt zu mir, weil er auf meine Freiheit vertraut.

Ein Klient spürt im Heiler, ob dessen Kraft stärker in Richtung auf das Licht schwingt als seine eigene. Er ahnt: „Ja, hier ist jemand, der auf der Lichtseite steht." Als Heiler gibt man das, was man ganz natürlich zur Verfügung hat; und dann ist das Heilen sehr, sehr schön und zumeist sehr, sehr leicht. Das Heilen ermüdet nicht – nur die Erwartungen machen müde. Einem Klienten zu sagen, warum er dieses Leiden oder jenes Problem hat, gehört auch dazu. Ein Heiler arbeitet mit beiden Energien – mit der Liebe und mit der Weisheit. Er nutzt die weibliche und die männliche Energie, die beide in der Einheit fließen. Die Liebe ist großartig, aber Liebe ohne Weisheit ist nichts. Beides gehört zusammen – in aller Liebe weise zu sein. Das schenkt die heilende Ganzheit.

Wenn ein Heiler seine Kraft ganz dem Geist des Momentes überlässt, nennt man das „Geistheilung". Nicht jede Form des Heilens ist wirklich „Geistige Heilung". Es gibt verschiedene Formen, verschiedene Techniken für die Heilung. Einer versucht, die Zellen zu öffnen für das Licht; andere heilen mit Mantras, mit Lichtgebeten oder mit der Christus-Energie; wieder andere praktizieren Reiki. Das alles hilft für einen bestimmten Moment, den Klienten höherzuschwingen. In der Regel kehrt man dann wieder zurück zu seiner normalen Bewusstseinsebene. Das innere Wachsen geht langsam, nicht von einem Moment zum anderen. Es ist deswegen durchaus gut, die Techniken zu nutzen, die uns allen zur Verfügung stehen.

Wenn ein Heiler irgendwo bestimmte Techniken gelernt hat und bei der Behandlung spürt, dass deren Anwendung ihm helfen könnte, um die Heilungskraft besser durch sich fließen zu lassen, dann ist es wunderbar, diese Technik anzuwenden und dem Klienten eine Möglichkeit zu geben, sich von seinem normalen Bewusstsein zu lösen und sich dem Licht zu öffnen. Bei jeder Heilung geht es um die Befreiung des Menschen von eigenen Erwartungen und Vorstellungen, damit er in sich selber seine eigene göttliche Größe finden kann.

Manche Klienten berichten nach der Behandlung, dass sie sehr viel schlafen müssen. Sie benötigen weitaus mehr Schlaf als üblicherweise. Dies ist eine ganz normale Reaktion, denn der Körper holt sich das, was ihm fehlt. Das Bewusstsein will weiter wachsen und braucht dazu Ruhe und Stille. Im Schlaf, wo unser Tages-Bewusstsein in den Hintergrund tritt, kann man auf ideale Art und Weise alle neuen Impulse und Energien in sich integrieren. Wenn man also nach einer Heil-Sitzung mehr Schlaf als gewöhnlich benötigt, sollte man es sich gönnen. Schlaf ist Genesung und Erholung für Körper und Seele.

In einzelnen Fällen geht es so weit, dass manche Klienten sagen, sie würden fast so eine Art von Müdigkeit verspüren, wie sie sich bei einer Depression zeigt. Eine Depression gehört dann auch zur geistigen Entwicklung, wenn man wahrnehmen kann, welche Botschaft in diesem Zustand liegt und was dieser seelischer Zustand zu sagen hat. Für das Nervensystem ist es sehr gefährlich, wenn jemand in seiner Entwicklung rasch vorwärts gehen will. Es ist sehr wichtig, wenn sich Müdigkeit oder die sogenannte Depression meldet, ihr Raum zu geben und sich zu fragen: „Was brauchst Du jetzt – Tränen, Wut, Zorn…?" Es ist wichtig, in diesem Moment nichts zu unterdrücken, sondern alles bewusst wahrzunehmen und mit sich Geduld zu haben. Die Entwicklung geschieht nicht dadurch, dass man vor sich selbst wegläuft, sondern indem man sich alles aufmerksam anschaut. Es ist wie mit Lämmchen, die in den Dornen gefangen sind. Der Schafhirte geht nicht weiter, sondern er schaut und hilft seinen Lämmchen.

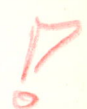

Auch der Mensch sollte solche wichtigen Momente in sich genau anschauen und sich dadurch helfen, „aus den Dornen herauszukommen". Danach geht die Entwicklung weiter. Alles, was man negiert und nicht wahrnehmen will, trifft man in der nächsten Erfahrung wieder. Auch die negativen Emotionen und Zustände möchten zur Erfüllung kommen. Sie möchten angeschaut werden; andernfalls binden sie die Aufmerksamkeit so lange, bis sie wahrgenommen werden. Es braucht alles seine Zeit. Erst wenn man verstanden, seinen Zustand richtig angeschaut und liebevoll angenommen hat, kann nichts mehr „blöckend locken". Das Lämmchen ist ein kluges Lamm geworden! Dann ist man von innen mit Licht und Liebe zu allem erfüllt.

Viele Betroffene nehmen bei einer Depression oft Medikamente. In der westlichen Gesellschaft ist es verbreitet, dass Medikamente etwas Schlechtes sind und jemand, der nach der Erleuchtung strebt, keine Medikamente nehmen sollte. Aber ein Erleuchteter kann so viele Medikamente schlucken, wie er will! Der Körper nimmt auf, was er benötigt, und scheidet aus, wessen er nicht mehr bedarf. Ein „normaler" Mensch existiert zwischen dem völlig Unbewussten und dem vollkommen erwachten Bewusstsein.

Ich selbst habe keine Abneigung oder Allergie gegen Medikamente – und ich habe auch keinerlei Abneigung oder Vorurteile gegen Ärzte. Ich weiß, dass in allem die Liebe wirkt und in allem Erfüllung liegt. Nur unser Bewusstsein ist oft noch nicht rein. Ich rate nie jemandem, sich von seinen Medikamenten zu lösen. Ich arbeite immer in Harmonie mit den Ärzten. Ich begleite den behandelnden Arzt und den Patienten, dadurch kann vielleicht die Dosis verringert werden. Auch Medikamente haben ihren Wert; auch das Unbewusste sollte man nie verwerfen, es nie als schlecht verurteilen. Wenn jemand einem anderen helfen will, Medikamente nicht zu nehmen, so sollte er das durch das Bewusstsein versuchen; aber ihm nicht einreden, seine Medikamente seien schlecht. Er könnte ihm einfach Gedanken der Liebe schicken, damit er den richtigen Weg findet. Sein Bewusstsein weiß schon, was der richtige Weg für ihn ist. Sein Bewusstsein lenkt ihn auf den Weg, auf dem es für ihn weitergehen soll. Das ist nicht mehr unsere Sache! Man neigt natürlich dazu, einem anderen sofort mit den allerbesten Ratschlägen zu helfen. Aber den wirklich besten Weg kennt nur das Bewusstsein. Nur das Bewusstsein kann etwas wahrhaft verändern. Deswegen ist es auch nicht schwieriger als sonst etwas, jemandem zu helfen, der Medikamente nimmt. Beim Geistheilen gibt es keine Schwierigkeiten, weil man in der Liebe nicht begrenzt ist.

Der Geist ist unbegrenzt, frei, ewig und rein. Beim geistigen Heilen kümmert man sich nur um den Geist, alles andere geschieht dann von selbst. Ein Heiler braucht niemandem etwas wegzunehmen – nicht einmal die Medikamente. Das Bewusste und das Unbewusste sind zwei Kräfte: Beide sind heilig, beide sind göttlich. Wenn jemand durch Medikamente eine Erfahrung sammeln möchte, sollte der Heiler ihn nicht davon abhalten, diese Erfahrung zu machen. Der Heiler darf jeden gehen lassen, der noch eine Bindung eingehen will. Der Heiler darf aber lieben, darf in der Liebe bleiben und durch sein eigenes Bewusstsein wirken. Gott liebt auch alles. Er trennt sich von nichts ab. Also ist die Liebe das einzige Heilmittel, das ein Heiler in die Schöpfung einbringt. Dadurch kann der Klient seinen eigenen Prozess begreifen, verstehen und bewusst wahrnehmen. So kann sich auch sein Bewusstsein allmählich verändern.

Ein wunderbares Beispiel dafür ist eine Klientin, die einen großen Widerstand gegen Schulmedizin und Hightech hegte. Eines Tages aber musste ihre Enkelin an einem Gehirn-Tumor operiert werden. Es war eine sehr schwierige, mehrstündige Operation, die allerdings ohne Komplikationen verlief. Nach der zehnstündigen Operation durfte das Mädchen vier Stunden später aufwachen. Sie wirkte müde und schlief die meiste Zeit weiter. Ihre Großmutter hatte sie mit Heil-Energie begleitet, und nach ein paar Tagen konnte ihre Enkelin ihr ein erstes Lächeln schenken. Es war ein großes Glücksgefühl, und die Klientin war unendlich dankbar dafür. Diese Erfahrung, wie sie mir später schilderte, hat sie gelehrt, ihren inneren Widerstand gegen die Schulmedizin zu überwinden. Sie hat durch diese Erfahrung erkannt, wie harmonisch diese zwei Kräfte zusammenarbeiten und welche wunderbaren Ergebnisse sie erreichen können. Das Mädchen konnte früher als erwartet nach Hause gehen, weil der Heilungsprozess überaus positiv verlief. Vor der Operation war man von einem zwei- bis dreiwöchigen Krankenhausaufenthalt ausgegangen, doch das Mädchen konnte aufgrund ihrer ungewöhnlich raschen Genesung schon nach einer Woche das Krankenhaus verlassen. Man kann sich unschwer vorstellen, wie groß die Freude und Dankbarkeit in der Familie war, als das Mädchen nach Hause kam.

Ein Heiler muss nicht willentlich etwas ändern wollen oder eine Besserung für den Klienten absichtsvoll herbeiführen. Durch die Energie der Liebe und durch sein erwachtes Bewusstsein ist er mit der größten Kraft verbunden, die Heilung und Veränderung bewirkt – wenn sich das der Klient wirklich wünscht. Wenn die Klienten zur Behandlung kommen, fühlen sie sich dabei stets wohl und glücklich. Ihre Probleme liegen zumeist auf der physischen Ebene. Sie möchten körperlich wieder gesund werden oder in die Harmonie, in die innere Ausgeglichenheit zurückkehren können. Im Verlauf der Behandlung fühlen sie sich alle getragen, mit wunderbaren Energien begleitet, geschützt und aufgehoben. Jeder wünscht sich, dass dieses Gefühl bei ihm so lange nachwirken möge wie nur möglich. Manche fragen sogar, ob man diese Energie nicht für immer konservieren könne…

Ein wahrer Heiler hebt natürlich durch seine Bewusstsein die Energie des Klienten an. Er gibt ihm die Möglichkeit, sich selber wieder authentisch zu erfahren und zu erleben. Er behandelt den Klienten, als würde dieser vollkommen und kerngesund sein – und dieses Erlebnis prägt natürlich den Klienten. Das Heilungs-Bewusstsein ist nicht an Zeit und Raum gebunden, deswegen kann alles im gleichen Moment in Erfüllung gehen. Aber der Klient selbst benötigt noch Zeit für die Erfüllung seiner Bedürfnisse. Das Heilungsgeschehen vollzieht sich in einem Moment ohne Erwartungen, nicht an Zeit gebunden und in vollkommener Fülle.

Wie lange bei einem Klienten dieses Erlebnis, dieser Moment anhält, ist unterschiedlich. Nach der Behandlung kommt er natürlich zurück in seinen Alltag, fällt in seine alten Muster, in eingeschliffene Vorgaben – und oft ist alles bald wieder so, wie es vor der Behandlung war. Nur das Bewusstsein des Klienten hat sich verändert! Es liegt jetzt ganz in seiner Macht, ob er diese Veränderung auch in seinen Alltag einfließen lässt und Schritt für Schritt sein Handeln durch diese Erfahrung verändert. Oder er behält diese Erfahrung nur in sich, bringt gar nichts nach außen und lebt weiterhin so wie zuvor. Es ist seine freie Entscheidung.

Nehmen wir an, er wird immer wieder mit dem Thema „Wut" konfrontiert. Er kann beispielsweise in einer Situation, in der Wut vorherrscht, weiter Wut verbreiten, sich also in die Situation hineinfallen lassen, wütend sein, schreien oder schimpfen. Er ist dann ein Teil des Spieles. Oder er begibt sich durch sein verändertes Bewusstsein in eine Position, in der er sich nicht in das Wut-Zorn-Spiel einlässt, sondern innehält, in seiner inneren Klarheit bleibt und so diese Wut zu transformieren vermag, indem er sie anschaut, erkennt und auflöst. Dann bleibt die Wut nicht länger ein Teil von ihm, sondern sie löst sich auf und wird befreit. Es öffnet sich ein Raum für Kreativität und Freiheit. Diese Möglichkeit hat jeder Mensch. Jeder vermag seine Bindungen und Begrenzungen immer wieder neu anzuschauen und aufzulösen, damit er in seiner inneren Freiheit und Liebe weiter wachsen kann. Die Heil-Behandlung ermöglicht es ihm, zur Quelle der Liebe und Authentizität zu kommen. Sie setzt die Energie so weit frei, wie es ein Klient will oder zulässt.

Nicht immer sind aber die äußeren Umstände, in welcher ein Klient lebt, so günstig, klar und einfach, dass er seine neu gewonnenen Einsichten leicht umsetzen kann. Der neue Impuls ist aber in dem Klienten schon einpflanzt, auch wenn er momentan noch nicht in der Lage ist, ihn im Äußeren umzusetzen, weil er noch an bestimmten Bindungen festhält. Er trägt wahrscheinlich noch ein Bedürfnis in sich, krank zu werden, sich Aufmerksamkeit aus der Umgebung zu holen, wütend zu sein und Zorn zu erleben. Solange er nicht erkannt hat, warum er sich noch bestimmte Situationen im Leben sucht, kann er auch nichts ändern. Dies ist kein Fehler, sondern das Ego fordert einfach noch mehr Zeit ein; weshalb er weiter bestimmte Erfahrungen sucht. Wie lange so ein Prozess dauert, lässt sich nicht vorhersagen, denn es ist eine rein individuelle Sache – bei jedem Menschen verläuft das Geschehen anders. Bei jedem Menschen ist die Suche nach wirklicher Gesundheit eine andere. Deswegen wünschen sich manche Menschen, häufiger zu einer Behandlung zu kommen, während bei anderen ein Termin ausreicht, um Veränderungen sofort umzusetzen.

Der Heiler ist immer nur ein Spiegel für den Klienten, in welchem sich der Klient so betrachten darf, wie er wirklich

114

ist. Was der Klient mit dieser Erkenntnis anfängt, liegt allein in seiner Macht. Die Erwartung zu haben, dass sich nach der Behandlung etwas verändern, etwas geschehen muss, setzt den Klienten nur unter Druck – man vergleicht, beurteilt und hat eigene Vorstellungen. Der Geist ist aber unbegrenzt, frei und heil.

Wenn jemand zu einem Geistheiler kommt, heißt das ja, dass er Heilung sucht. Der Heiler sollte nach innen hören und durch seine Intuition (nicht durch seinen Intellekt!) entscheiden, wie viel Zeit des Tages er für die Heilung einsetzen und wie oft er sich mit dem Klienten treffen möchte. Wenn es jemandem schlecht geht, versucht er nicht selten, diese Zeit mit vielen Tricks zu verlängern. Wenn die Behandlungszeit eigentlich abgelaufen ist, kommt ihm noch etwas „ganz Wichtiges" in den Sinn. Das Unbewusste, das Nicht-Wissen plant das so. Es möchte so viel wie möglich erhalten und so lange wie möglich festhalten. Ein Heiler spürt innerlich, wann die Zeit beendet ist. So kann er dem Klienten am effektivsten helfen. Ein Geistheiler wird NUR von innen geführt, nicht von außen angeleitet. Deswegen ist es auch schlecht, wenn ein Geistheiler eine bestimmte Zahl an Klienten braucht, um seine Kosten zu decken. Dann orientiert er sich möglicherweise danach, wie viele Behandlungen er machen muss, um beispielsweise die Miete zu verdienen. Dann kann die Energie nie richtig fließen! Dann befindet sich der Heiler selbst in der Gefangenschaft!

Oft ist die Vorstellung von „Geistheilung" mit sensationellen Berichten von Spontan-Heilungen verbunden, die man als „Wunder" bezeichnet. Natürlich geschieht auch das. Ich kenne selbst solche Fälle aus meiner Praxis und bin sehr dankbar dafür. Aber zu 95% geschieht Heilung langsam und stetig. Oft ist ein langsames Gesundwerden ein stabileres. Dann hat der Klient Zeit, sich an seine neue Lebensweise zu gewöhnen. Jede Heilung ist eine Bewusstseinsveränderung, welche auch die äußere Realität verändern kann; und dies alles erfordert natürlich Zeit. Nur derjenige, der ein neues Selbst findet, ist wirklich geheilt. Wenn man die Vollkommenheit des Lebens in sich entdeckt, kann diese auf alles heilend einwirken.

Ein gutes Beispiel dafür ist der Fall von Maria. Sie kam mit rasenden Rückenschmerzen. Sie wollte keine Ärzte aufsuchen, weil in ihr eine verborgene unbekannte Angst wirkte. Nach einer Behandlung mit ersten positiven Veränderungen meldete sie sich dann aber doch zu einem Arztbesuch an. Bevor der Termin jedoch anstand, geschah in ihrer Familie ein unerwartetes Ereignis, das ihr Bewusstsein so stark vereinnahmte, dass die Rückenschmerzen völlig verschwanden.

Bei Behandlungen kommen oft alte Erinnerungen hoch, oder ein unterdrücktes Schock-Erlebnis zeigt sich wieder. Dies ist ganz normal. Alle Erinnerungen haben einen Bezug zum Jetzt. Im Jetzt öffnet sich die Erinnerung an die Vergangenheit, weil sich noch etwas zeigen will. Wichtig ist es dann, diesen Moment nicht wieder zu binden, nicht wieder das Spiel Opfer-Täter zu spielen, sondern es mit der Kraft des „Ich Bin" anzunehmen und sich davon zu befreien. Die Erkenntnis: „Das war ich auch einmal. Das habe ich auch erlebt!", ist ein Teil des wahren „Ich Bin", welches keine Erwartungen oder kein Festhalten an der Vergangenheit mehr in sich trägt. Das „Ich Bin" ist immer im Jetzt verankert. Deswegen ist es so eine starke Kraft bei der Lösung von alten Erinnerungen. Sobald aber irgendeine Erinnerung eine Angst im Klienten auslöst, ist die Situation noch nicht geheilt. Sie meldet sich, weil sie angeschaut und angenommen sein möchte. Sonst verbleibt sie unterdrückt im Unbewussten, und der Mensch kann nicht zur Freiheit kommen.

Ein Heiler kann dadurch, dass er selbst schon seine alten Bindungen und Erinnerungen gelöst hat und weiß, was alles er schon erlebt und wodurch er sich selbst befreit hat, auch seinem Klienten helfen, seine alten Muster und Schocks zu erkennen und sich davon zu befreien. Meist genügt dafür seine innere Freiheit und seine reine Ausstrahlung. Man bindet die Vergangenheit nur, wenn man die damaligen Erlebnisse nicht verstanden hat.

Das Bewusstsein ist die eigentliche Kraft, die heilt. Das Bewusstsein ist eine Magnetkraft, die anzieht. Ein Heiler muss in einem höheren Bewusstsein als der Klient leben, sonst funktioniert die Heilung nicht. Diese Magnetkraft zieht den Klienten mit seinen Problemen an. Das Wissen und die All-Liebe, welche durch den Heiler strömen, spiegeln dem Klienten seine Probleme und öffnen ihn für sein eigenes göttliches Dasein. Jedes Bewusstsein, welches weiter wächst, hat die Verantwortung für ein anderes Bewusstsein, das noch wachsen möchte. Wir Menschen tragen so Verantwortung füreinander. Aber die größte Verantwortung, die jeder hat, ist die Verantwortung für sich selbst, für seine eigenen Taten.

Kapitel 4

HEILBEHANDLUNGEN –
ZWEI ERFAHRUNGSBERICHTE

Meine Behandlungen geschehen auf einer geistigen Ebene, und die Energien fließen unentwegt zu unzähligen Menschen sowie in die Tier- und Pflanzenwelt. Wenn Klienten ihr Problem erwähnen, löst dies in mir einen „inneren Laserstrahl" aus, der sich direkt auf das angesprochene Problem (die Krankheit etc.) richtet und heilend wirkt. Natürlich strahlt diese Heil-Energie auch bei vielen alltäglichen Berührungen und bei kurzen Heilungs-Sitzungen aus. Um dieses Geschehen für den Leser transparent zu machen, haben sich zwei Klienten freundlicherweise bereit erklärt, ihre ganz persönlichen Erlebnisse diesem Buch anzuvertrauen.

Es handelt sich zum einen um einen Geschäftsmann (G), Ende fünfzig, zum anderen um eine Journalistin (J), Ende vierzig. Beide schildern ihre Empfindungen während der Behandlung. Meine eigenen Aussagen (R) sind kenntlich gemacht, um dem Gang der Behandlung folgen zu können.

G: Eine Behandlungssitzung bei Renée beginnt eigentlich schon im Hausflur. Wenn man an ihrem unauffälligen

Wohnhaus, in einer schlichten Siedlung in der Nähe von Bern, klingelt, wird der Türöffner gedrückt, und während man in das relativ dunkle Treppenhaus eintritt, öffnet Renée ihre Wohnungstür im 1. Stock – und in diesem Augenblick geht sprichwörtlich „das Licht an"! Der Besucher kann sich des Eindruckes nicht entziehen, als ob ein besonderes „geistiges Licht" den Treppenaufgang erfüllt und ihn umhüllt. Es bleibt allerdings kaum Zeit, sich diesem erstaunlichen Phänomen zu widmen, da man im nächsten Augenblick von Renée kraftvoll umarmt wird – und sich dabei eingehüllt fühlt wie in eine „Liebeswolke". Renée ist, körperlich gesehen, keine große Person, aber man fühlt sich augenblicklich in der Gegenwart einer „großen Seele"!

Ihre kleine Wohnung wird entscheidend geprägt von ihrem relativ weiträumigen Behandlungsraum, der ganz hell ist und durch eine große Fensterwand vom Licht durchflutet wird. An der rechten Seite des Zimmers wird der verblüffte Besucher von einer aufgerichteten Kobra begrüßt, die als Bild nahezu die ganze Wand erfüllt. Ein Symbol der Kraft, der Weisheit, der spirituellen Macht – und der aufgestiegenen Kundalini. Ebenso ungewöhnlich wie eindrucksvoll!

Renée bietet ihren Klienten zumeist ein Glas Wasser an, beginnt ein kurzes freundliches Gespräch, in dessen Verlauf sie aufsteht und hinter ihren Besucher (Patienten) tritt. Renée mag das Wort „Patient" nicht sonderlich, da sie eher ein Freundschaftsband zu ihren Besuchern empfindet, als sich in der Rolle der berühmten „Therapeutin" oder „Heilerin" zu gefallen. Außerdem fehlt ihrer Behandlung jegliches aufgesetzte oder künstliche Moment. Alles wirkt vollkommen natürlich, sachlich, liebevoll und achtsam – aber mit einer unbestreitbaren Kompetenz und Autorität.

R: Du musstest dich von klein auf gegen deinen Vater behaupten, das drückt sich noch heute in Verspannungen innerhalb deiner Körperstruktur und deiner Muskulatur aus.

G: (Die Aussage kam ebenso plötzlich wie unerwartet. Gleichzeitig begann Renée, mit sanften Bewegungen, wie tastend, die Wirbelsäule entlang zu streichen.)

R: Du hast durch diesen früh einsetzenden Prozess gelernt, deine Willensstärke zu entfalten, was ein wertvoller Prozess war; zugleich ist dadurch aber deine Intuition hinter deinen Willen zurückgetreten. Manchmal überhörst du die zarte Stimme der Intuition, weil „du willst"! Aufgrund dieser großen Willensstärke bist du im Leben sehr erfolgreich, überspielst, vielleicht sollte ich besser übertrittst sagen, dabei aber gelegentlich eine Grenze, die sich dann in unerfreulichen körperlichen Symptomen, speziell im Rücken oder in der Muskulatur, deutlich bemerkbar macht.
   Dein Körper sagt: „Stopp!" Doch dein Wille sagt: „Es geht noch ein Stück!" Du würdest wahrscheinlich noch erfolgreicher, zumindest aber beschwerdefreier sein, wenn du in solchen Momenten deiner Intuition und nicht deinem Willen folgen würdest.

G: (Eine bemerkenswert treffende Analyse für einen Menschen, den Renée kaum persönlich kannte und in dessen „System" sie sich gerade erst wenige Minuten einzufühlen begonnen hatte.)

R: Du solltest auch auf deine Milz achten. Es ist nichts Gefährliches, aber dieses Organ benötigt deine Aufmerksamkeit, liebevolle Zuwendung, Wärme und Zärtlichkeit. Es geht auch um das Thema Weichheit. Achtsame Ernährung und wärmende Berührung würden diesem Organ guttun. Wenn immer die Milz sich meldet, ist dies ein Zeichen: „Jetzt ist Schluss. Eine Erholungspause ist dringend angesagt!"

G: (Ein weiterer verblüffender Treffer! Das einzige Organ, das medizinisch bei Routineuntersuchungen immer wieder als „zu beachten" aufgetaucht war.

Während Renée spricht, gleiten ihre Hände weiterhin über den Körper; und diese Wärme und Aufmerksamkeit, die sie vom Klienten einfordert, strahlen ihre Hände auf wundervolle Weise aus.)

R: Wenn du dir diese Ruhephasen nimmst, kommt dein ganzes System in einen harmonischen Fluss. Es kommt dir vielleicht „unmännlich" vor, in bestimmten StressSituationen einfach innezuhalten, eine Pause einzulegen und Stille einkehren zu lassen. Vielleicht nur für einige Augenblicke, möglicherweise aber auch für einen oder zwei Tage. Der erfolgreiche Geschäftsmann mag dies eigentlich nicht, aber deine Seele ruft danach!

G: (Es ist unüberhörbar, wie tief innen eine Stimme sagt: „Vielleicht hörst du jetzt endlich einmal zu!")

R: Wenn ich deinen Rücken, speziell deine Wirbelsäule be-

handele, sagen sie mir: „Wir müssen immer gut funktionieren; aber wir haben kaum Ruhephasen."
Es fehlt dir ein wenig an Selbstliebe, gerade in anstrengenden Situationen oder wenn du mit einem wichtigen Vorhaben befasst bist.

G: Das Wort „Pflicht" ist vielleicht ein wenig zu dominant in meinem Leben? (Renée arbeitet weiter am Rücken mit ihren Händen, aber durch die Behandlung hindurch spürt man ein Lächeln, ohne ihr Gesicht sehen zu können.)

R: Die „Pflicht" hast du gut entfaltet und schon bewusst in dieses Leben mitgenommen. Du kannst nunmehr beginnen, dieses „Pflichtgefühl" allmählich abzulegen. Das wird dazu führen, dass eine größere Weichheit in dein Leben kommt. Dieser Wechsel ist ein ganz wichtiger Punkt in deinem Leben.
Die meisten körperlichen Symptome sagen dir: „Ruhiger werden. In die Stille gehen. Pflicht und Eigenwillen zurücklassen!"
Es wäre eine große Bereicherung für dein Lebensgefühl, wenn du in jenen Momenten, in denen Pflichtgefühl und Willensstärke wieder ganz deine Persönlichkeit bestimmen, innehalten könntest – und sei es auch nur für Momente – um bewusst loszulassen und in die Entspannung zu gehen. Pflichtgefühl und Willensstärke beherrschst du phantastisch, aber jeder Tag sollte ein wenig mehr Entspannung und Loslassen enthalten.

G: (Ihre Hände machen das Entspannen und Loslassen deutlich spürbar.

Ein 'verteidigender' Hinweis auf die tägliche Meditationszeit und die Reduzierung der Arbeitsmenge überzeugen Renée nicht wirklich.)

R: Ich versuche nicht, dir eine Vorschrift zu machen oder dich zu kritisieren – ganz im Gegenteil. Du befindet dich schon in einem großartigen Fluss, bist in einem wunderbaren Intelligenz-Strom eingeschlossen. Dennoch gibt es einige kleine Punkte zu beachten. Klein, aber doch bedeutsam für den Alltag. Eine gewaltige Energie fließt durch dich; und wenn du dir ein wenig mehr Ruhe und Entspannung schenkst, dann ist das unbegrenzte Potenzial an Lebenskraft und Energie da und steht zu deiner Verfügung.

G: Die wirtschaftliche Situation ist nicht immer einfach, und manchmal gibt es Zeiten, in denen die Belastung größer ist, weil die Lage sich schwieriger darstellt als in anderen Jahren.

R: Wenn du spürst, du musst mehr kämpfen, dann setzt du deine ganze Willenskraft ein. Das führt häufig dazu, dass du innerlich verkrampfst und auf deine Zellen diese Anspannung überträgst. In diesen Phasen ist es außerordentlich wichtig, eine *Ent*spannung herbeizuführen. Diese Ruhemomente werden dazu führen, dass du alle Probleme leichter, weil intelligenter löst.

G: Es geht mir in diesen Situationen vor allem darum, die Dinge in die richtige Richtung, auf den richtigen Weg zu bringen. (Renée kümmert sich wenig um diese 'intelligenten' Einwände, sondern fährt fort, Ruhe und Entspannung über ihre Hände auszustrahlen.)

R: Du bist wieder ganz in der Willenskraft. Dein Wille ist stark, dein Energiefluss phantastisch – aber du solltest nachgeben! Versuche, den „gewollten Willen" aufzugeben. Wenn du das beachtest, wirst du deine körperlichen Beschwerden mühelos überwinden. Deine Energie bedarf nicht deines Willens, um kraftvoll zu fließen! Doch du hast es dir so antrainiert! Manchmal muss dieser starke Strom einfach geerdet werden.

G: Verstehe ich dich richtig? Ich soll nicht „gewollt wollen", sondern „absichtslos wollen"?

R: Genau das meine ich! Die Energie fließt ohnehin. Es gibt keinen Anlass, um mit deinem Ego-Willen einzugreifen. Ich kann diesen Energiestrom deutlich sehen. Er zeigt sich einfach, ohne dass ich es „sehen will". Ich mache all dies nie willentlich. Während einer Heilbehandlung „geschieht" etwas. Es ereignet sich gleichsam „von selbst".

G: (Renée spricht jetzt über ihre eigene Erfahrung, um mir etwas zu verdeutlichen. Zugleich ist es ein faszinierender Einblick in ihre eigene Vorgehensweise!)

R: Ich plane bei einer Behandlung nie etwas. Ich bin in meiner Vorgehensweise völlig frei. Ich lasse mich führen und lenken. Mein Vorgehen ergibt sich vollständig aus der Situation. Es ist nie gleich.

G: (Während sie spricht, ist deutlich zu spüren, wie sie an einzelnen Wirbeln arbeitet.)

R: Meine Aufmerksamkeit ist während unseres Gespräches ganz spontan auf zwei Wirbel gezogen worden. Dabei floss die Energie in diesen Bereich. Es bedarf eigentlich keiner Erklärung des Geschehens, keines sprachlichen Ausdrucks. Heilung geschieht im Jetzt!

G: (Die Energie ist deutlich zu spüren. Renée nennt sie in diesem Moment „Magnetkraft"; und in der Tat fühlt man sich in einem starken Magnetfeld wundersam geborgen.)

R: Wenn ein Organ oder eine „Feld" wichtig ist, dann zieht es ganz automatisch meine Magnetkraft an. Die Kraft wird angezogen und zieht sich ebenso natürlich nach einiger Zeit wieder zurück. Die Punkte, die nach dieser Magnetkraft rufen, benötigen Heilung. Dabei kann es durchaus sein, dass sich nicht sofort eine Heilung auf der körperlichen Ebene zeigt; aber es geschieht etwas Tiefgreifendes. Manchmal zeigt es sich sofort, manchmal nach zehn Tagen – und manchmal erst nach einem Jahr. Es vollzieht sich alles über das Bewusstsein. Es ist keinesfalls so, dass ich hier etwas „tue" oder dort etwas „tue". So geschieht Heilung nicht.

G: Wenn du „Magnetkraft" sagst, beziehst du dich auf ein Phänomen wie Resonanz? (Renée lächelt sehr zufrieden!)

R: Jetzt warst du gerade außerordentlich weich!

G: (Renée kommt wie aus einer tiefen Einstimmung zurück, um sich dann einem anderen Problemfeld zuzuwenden.)

R: Auch deine empfindsame Haut ist eine Reaktion auf deine manchmal überbetonte Willenskraft. Spüre innerlich nach, wenn genug Willen eingesetzt wurde – und dann lasse los! Auch wenn du mitten in einer aktiven Tätigkeit bist – lasse los! Du wirst dann wieder diese Weichheit empfinden, die wir vor kurzem gemeinsam gespürt haben.

Übertriebene Willenskraft führt zu Verhärtung und zu einer Überspannung. Die Energie wird gebunden und tritt an einer Stelle (Haut?) zutage. Der Wille vermag die Überspannung nicht länger auszugleichen. Ein noch stärkerer Einsatz der Willenskraft, um die aufgetretene Symptomatik zu überspielen, würde sie gerade verschärfen. Ein geistiges Gesetz erlaubt dir nicht, diesen Energiestau durch Willenskraft aufzulösen. Es bedarf der inneren Ruhe, eines harmonischen Ausgleiches und der Erdung, damit der Energiefluss wieder gesetzmäßig verläuft.

Dein Wille treibt dich zu einer bestimmten (überzogenen?) Handlung an, doch deine Intuition sagt: „Stopp!" Deine Willenskraft ist vollkommen entwickelt, deine Intuition noch nicht. Dein Thema in deiner jetzigen Lebenssituation lautet: „Erdung, Entspannung und die Ersetzung des „gewollten Wollens" durch ein höheres, intelligenteres, göttliches Wollen. Der göttliche Energiestrom in dir wird immer stärker und erlaubt dir ein „gewolltes Wollen" nicht länger. Er wird dir bestimmte Zeichen geben, um Ihn und „Seinen Willen" zu erkennen.

Beachte die Intuition, lerne ganz loszulassen und das

Weiche zuzulassen. Dann fällt alle Spannung von dir ab; dann wird dein Körper übergangslos völlig gesunden. Zudem wirst du lernen, ganz aus dem Jetzt, aus der Spontanität des Augenblicks, zu handeln. Allerdings erfordert dieses Geschehen große innere Achtsamkeit.

Wenn du deine inneren Frühwarnsignale nicht beachtest, wird dir dein Körper deutlichere Botschaften senden, die du dann nicht länger überhören kannst. Das wird bereits auf der Ebene des Zellbewusstseins beginnen.

G: (Es löst bereits ein inneres Erwachen und Hinhören aus, auf Renées Worte und Hände zu lauschen.)

R: Du bist kerngesund, wenn du deine inneren Signale beachtest. Wenn du jedoch deinen Ego-Willen einsetzt, wirkt sich das kontraproduktiv auf dein ganzes System aus. Es wird eine gewisse Zeit dauern, bis du dein inneres „Willenskraft-Programm" aufgelöst hast, aber du kannst mit ganz kleinen Schritten beginnen. Mit Gelassenheit und Weichheit!

G: (Renée beendet die Behandlung mit einem letzten liebevollen Streicheln des Rückens und einem anschließenden Blick, in dem das Wissen und die Weisheit einer großen Seele aufschimmert. Ihre Worte und die Energie, die ihre Hände übertragen haben, wirken lange nach und schwingen noch heute auf einer feinen Ebene weiter.)

J: (Ich kenne Renée bereits eine Weile und hatte das Glück, sie schon mehrmals auf ihren Seminaren und bei ihren Mittwochs-Meditationen erleben zu dürfen. Es ist allerdings ein großer Unterschied, die „öffentliche Renée" zu erleben oder ihr in ihrem ganz persönlichen „Heilungs-Sanktuarium" zu begegnen. Man wird dort von einer ganz besonderen Schwingung der Liebe und Reinheit umhüllt.

Bevor Renée mit der Behandlung begann, sprach sie noch ganz grundsätzlich über ihre Vorgehensweise: „Ich stimme mich immer auf die feinstoffliche Energie des Menschen ein. Jede Krankheit ist eine Blockade in dieser feinstofflichen Energie, deshalb geschieht auch Heilung immer aus diesem Energiefeld heraus. Im Grunde heilt sich ein Patient immer selbst, indem er sich von der Energie dieses Heilungsfeldes gleichsam „anstecken" lässt. Ich selber habe nie die Absicht, einen Menschen „heilen zu wollen". In meinem Verständnis von Heilung „heilt die Schöpfung". Jeder Mensch kann dort verharren, wo er gerade steht, oder er kann weitergehen, sich verändern. Dies wäre der Weg zum Heil-Werden. Aber es ist ganz allein die Entscheidung jedes Einzelnen."

Mit diesen Worten ist Renée hinter mich getreten und hat behutsam ihre Hände um meinen Hals gelegt.)

R: Jetzt sind wir an deinem Hals-Chakra. Es geht um das Durchsetzungsvermögen. Ich sehe ein starkes blaues Licht. Du verfügst über ein weitaus größeres Potenzial, als du bisher abrufst; aber es gibt bestimmte Hintergründe, die das bis jetzt noch nicht zulassen. Die Kraft, die in dich einströmt, ist aber so stark, dass das nicht mehr lange so bleiben kann.

J: (Sie legt die Hände vom Hals-Chakra auf das Solarplexus-Chakra, um einen Energiestrom auszugleichen.)

R: Du trägst eine so große Liebe in dir, aber es ist ein Ungleichgewicht in deinem Energiefeld vorhanden. Es geht für dich zurzeit darum, ein Gleichgewicht zu finden zwischen deinen weiblichen und deinen männlichen Aspekten. Wenn du deine Ziele erreichen willst, geht es für dich darum, deine männliche Seite, vor allem dein Durchsetzungsvermögen, zu stärken. Du hast eine überaus stark ausgeprägte Weiblichkeit.

J: (Sie scheint mit ihren Händen ein Ungleichgewicht zwischen den Chakras auszubalancieren und zugleich den einzelnen Organen und ihren Botschaften zu lauschen.)

R: Ich spüre ganz deutlich deine weiblichen Organe. Du bist hungrig, unersättlich hungrig nach Liebe. Diesen Hunger kann niemand stillen. Deine weibliche Energie ist außerordentlich entwickelt, aber sie befindet sich in keiner Weise in einem harmonischen Ausgleich mit den männlichen Aspekten deiner Persönlichkeit. Deshalb kann niemand deine Sehnsucht nach Liebe erfüllen, weil du sie im Äußeren suchst.

J: (Sie hält inne und spürt auf eine Botschaft.)

R: Es geht vor allem darum, deine innere männliche Kraft zu stärken. Dies muss nicht durch ein Wollen vollzogen werden, sondern du musst es geschehen lassen.

J: (Wieder hält Renée inne und lauscht.)

R: Wenn ich den Ausdruck „männliche Göttlichkeit" verwende, hast du dann eine bildhafte Vorstellung davon?

Kein äußerer Mensch kann diesen Aspekt von „männlicher Göttlichkeit" für dich erfüllen, denn wenn er es wollte, würde er dieses schon vorhandene Ungleichgewicht zwischen Männlich und Weiblich in dir noch verstärken. Diese wunderbare weibliche Liebe ist vollkommen entwickelt, aber es fehlt der männliche Gegenpol des Durchsetzungsvermögens.

J: (Renée scheint geradezu in mein Inneres einzutauchen, ehe sie nach einigen Augenblicken fortfährt.)

R: Wenn der Christus deine männliche Energie verkörpern würde; kannst du diese Christus-Liebe als männlichen Gegenpol annehmen? Seine Weisheit und Stärke suchen und für deinen eigenen Weg nutzen?

Du kannst das Männliche genießen, aber suche dort nicht die Verwirklichung oder eine Bestätigung für dein Leben. Du findest sie dort nicht. Du hast an die Männlichkeit, an die männliche Seite des Lebens, zu hohe Erwartungen. Es geht darum, klar zu spüren und zu erkennen, dass diese Erwartungen sich von dort nicht erfüllen lassen.

Wenn du die Christus-Energie als die höchste (männliche) Schwingung annehmen kannst, dann kannst du das Leben genießen. Du kannst leben und dich zeigen, deine Liebe an die Menschen verschenken. Diese Liebe ist eine Energie, die für alle da ist, nicht nur für einen Menschen. Du fließt in jeden Aspekt des Lebens, du verströmst dich überall.

J: Ich habe, aufgrund der äußeren Schwierigkeiten in meinem Leben in den letzten fünf Jahren, viele Aspekte meiner Persönlichkeit in meinem Inneren begraben.

R: Das ist in deinem Energiefeld zu spüren. Es schlummert dort ein großes Potenzial an Liebe, was du jetzt ausdrücken sollst.

J: Ich kann das durchaus annehmen, weiß aber nicht, wie, wann und wo ich es ausdrücken soll? (Renée bewegt ihre Hände zu meinem Stirn-Chakra.)

R: Ich fühle ganz intensiv deine geistige Führung. Du nimmst sie auch an, weil du ein hochentwickeltes Wesen bist. Sei dankbar dafür. Als ich mich auf dich eingestimmt habe, war dieser Liebesstrom im Dritten Auge deutlich wahrnehmbar. Es ist die All-Liebe, die sich in dir schon wunderbar entwickelt hat. Doch dein Körper muss auch mitkommen! Es geht jetzt darum, dir die Zeit zu geben, um deine männliche Seite in diesen Prozess einzubinden. Auch diese Qualität deiner Persönlichkeit muss mitkommen auf deinem Weg. Du kannst vor dieser Aufgabe nicht länger die Augen verschließen. Lasse es geschehen!

J: (Renée wandert mit ihren Händen wieder zum Solarplexus-Chakra.)

R: Dieser Prozess erfordert Zeit. Es ist eine so hohe Energie in deinem Solarplexus-Chakra spürbar. Die Kraft der Liebe ist schon so weit entwickelt – aber sie befindet sich nicht im Gleichgewicht.

J: (Renée arbeitet mit den einzelnen Chakras, offensichtlich um das angesprochene energetische Ungleichgewicht
auszubalancieren. Dann kommt sie nochmals auf die
Christus-Kraft als Urbild für die „männliche Energie"
zurück.)

R: Die Integration der Christus-Kraft wird dir helfen, ein
inneres Gleichgewicht zu finden. Dann kannst du jede
Begegnung genießen, ohne jemanden oder etwas besitzen
zu müssen. Es fehlt dir in keiner Weise an der Fähigkeit
zu lieben!

J: (Die deutlichen Worte von Renée werden in gewisser
Weise „abgefedert" durch ihre liebevolle Energie, die
sich durch die einzelnen Chakras verströmt. Manches,
was sie sagt, scheine ich eher auf der energetischen als
auf der verbalen Ebene zu verstehen. Wir kommen, nach
Abschluss der eigentlichen Behandlung, unerwartet noch
auf ihre eigene Bewusstseinsstruktur zu sprechen. Sie
erwähnt, dass sie parallel zu meiner Behandlung noch
andernorts „im Einsatz" war.)

R: So wie ich gerade intensiv bei dir war, so bin ich überall,
wo man meiner bedarf. Das geschieht einfach. Ich bin
gegenwärtig noch mit einem Geburtsgeschehen befasst,
was mit Schwierigkeiten verbunden war, aber sich jetzt
doch gut entwickelt hat.

J: (Einige Minuten später kam ein Anruf, der das Geschehen genau so bestätigte, wie Renée es beschrieben hatte!)

R: Viele Menschen kommen zu meinen Seminaren oder zu den Meditationen, weil sie einen direkten Kontakt, eine persönliche Begegnung suchen. Ich fühle dieselbe Nähe aber zu jenen Menschen, die nicht persönlich anwesend sind. Ich bin in meiner Meditation in Harmonie mit ihnen und spüre eine innige Verbundenheit.

J: Kann man sagen, dass Heilung über ein „universelles Heilungsfeld" erfolgt, mit dem du in einer innigen Verbindung stehst?

R: Genauso ist es. Dem würde ich vollkommen zustimmen!

J: Und je weniger man selbst „will", desto inniger kann man sich mit diesem Feld verbinden?

R: Trotz des Loslassens bedarf es eines inneren Wunsches. Es ist gleichsam die *Bereitschaft zum Heilen.* Mehr ist nicht erforderlich. Danach kann man wieder ganz loslassen und Heilung geschehen lassen.

Ich bin daher gerne alleine, weil ich so ununterbrochen in dieser Energie verweilen kann, in dieser Energie, die allein Heilung ermöglicht.

Kapitel 5

INTERVIEW

TEIL 1

Dieses lange Interview, das eigentlich kein Interview, sondern ein Dialog von Herz zu Herz war, fand zwischen Renée, meinem Mann und mir statt, nachdem das vorliegende Buch fertiggestellt war. Es kommen alle grundlegenden Themen noch einmal im Überblick zur Sprache. Renée war während des ganzen Tages in ihrer brillanten Klarheit geistig höchst präsent, so dass der Gang des Gespräches von Höhepunkt zu Höhepunkt steuerte. Auch wenn sich die Lebendigkeit eines spontanen Austausches nicht immer deckungsgleich mithilfe des geschriebenen Wortes wiedergeben lässt, so hoffen wir doch, den GEIST der Begegnung eingefangen zu haben.

Frage (F): Wenn du in wenigen Worten zusammenfassen würdest, was Krankheit ist, welche Formulierungen würdest du wählen?

Renée Bonanomi (R): Krankheit ist, wie nahezu jedes andere menschliche Problem, das Resultat von Nicht-Wissen. Wäre der Mensch noch mit dem Ursprung, der absolutes Wissen und damit absolute Gesundheit bedeutet, verbunden, wäre Krankheit kein Thema. Da dies jedoch nicht

135

der Fall ist, führt das Nicht-Wissen um die Einheit mit dem Ursprung zur Erkrankung.

F: Deutet sich damit auch der Weg zur Gesundwerdung an?

R: Ja! Es ist der Weg hin zum Wissen. Im Wissen liegt der Schlüssel zur Ganzheit – und damit zur Heilung.

F: Kann man daher im Umkehrschluss sagen: Alles, was man nicht „weiß" oder was noch im Ungewussten liegt, manifestiert sich als Problem und letztlich als Krankheit?

R: Ja.

F: Die meisten Menschen denken, dass Probleme lösbar, Krankheiten aber eine „Strafe" sind. Machst du zwischen beiden einen Unterschied? Vielleicht nur auf der energetischen Ebene?

R: Ich bin ein Mensch, der ebenfalls noch auf dem WEG ist. Aber durch eine bestimmte Form von Wissen habe ich erkannt, dass jedes Problem und alle Krankheiten das Resultat von Nicht-Wissen sind. Jede Krankheit hat ihre Basis in einem Problem, das von der betreffenden Person noch nicht gelöst wurde. Solange dies nicht geschehen ist, wird die in der Problematik enthaltene Botschaft über den Körper und somit über irgendeine Form der Erkrankung übermittelt. Krankheit wird häufig, wenngleich auch nicht immer, durch eine gewisse Schwingung verursacht. Dabei kann eine Krankheit sowohl durch eine hohe als auch durch eine niedrige Schwingung ausgelöst werden. Wenn wir lernen, diese Schwingung zu verändern, in Richtung auf das Wissen, dann bleibt sie nicht länger in Richtung Krankheit aktiv.

F: Kann ich durch eine äußere Aktivität diese innere Schwingung verändern und damit die Krankheit überwinden?

R: Das kann geschehen, muss aber nicht immer der Fall sein. Wenn ich beispielsweise heile oder Heilungs-Energie aussende, kann es sein, dass ein Krankheitsbild sofort verschwindet und die Betreffenden sich unmittelbar wohler fühlen. Am deutlichsten wird dies natürlich durch das Ende von Schmerzen angezeigt. Dies gelang dadurch, dass ich die Grundschwingung des Menschen erhöhen konnte. Der ganze Prozess der Schwingungserhöhung vollzieht sich mittels etwas, was ich „Magnetkraft" nennen möchte. Jetzt kommt aber der Haken: Wenn sich nicht gleichzeitig innerlich im Kranken etwas verändert, dann kehrt die ursprüngliche Schwingung im Alltag wieder zurück – und Schmerz und Krankheit sind wieder da.

F: Wenn wir diesen Satz auf die anfänglich angesprochene Unwissenheit anwenden, dann könnte man sagen, der Erkrankte wird kurzzeitig durch deine Heilkraft in seiner Schwingung erhöht, muss aber etwas aus dieser „Erhöhung" machen. Andernfalls ist es so wie bei einem Fleck an einer weißen Wand, der leicht übermalt wird, aber nach einigen Tagen wieder schmutzig durchschimmert.

R: Nicht ganz. Es hat sich etwas verändert! Dadurch, dass durch die Heilungs-Energie die Schwingung angehoben wurde, ist die Schwingung nicht mehr die Gleiche wie zuvor. Die Krankheit ist – als Schwingung – nicht mehr genau so wie zuvor in ihren Gedanken.

F: Aber doch nur vorübergehend?

R: Wir müssen hier vom JETZT sprechen. Im JETZT hat eine Erhöhung der Schwingung stattgefunden; und wer mich um Heilung bittet, der kann in diesem JETZT verbleiben, weil ich weiterhin darin verbleibe. Ich bleibe mit diesem Menschen über das JETZT verbunden. Es ist nicht wirklich ein Erhöhen und dann wieder ein Absinken. Die Heilungs-Schwingung aktiviert etwas auf einer anderen Ebene. Der Erkrankte möchte nicht wieder auf die alte Ebene zurücksinken, sondern er möchte die neue (gesunde) Ebene in sich stabilisieren. Daraus erfolgt dann ein innerer Prozess. Die höhere Schwingung wird so zu ihrer eigenen. Die Patienten „brauchen" mich dann eigentlich nicht mehr. Es geht ja in sehr vielen Fällen um dieses „Brauchen". Wenn der Hintergrund dafür erkannt worden ist, dann verändert sich etwas ganz Entscheidendes. Eine Krankheit birgt stets einen versteckten Sinn, wird er erkannt, gibt es nicht länger eine Verdrängung. Allerdings geht es dann immer noch um eine freiwillige Aktivität des Betreffenden. Niemand muss von seinen Problemen wegkommen, aber wenn er es wirklich will, dann kann er es jetzt. Er muss nicht mehr ein „Leckerli" zum Trost bekommen, um vielleicht einen Verlust zu kompensieren, sondern er kann erkennen, dass er diese Bindung gar nicht mehr benötigt. Die Bindung ist nicht mehr erforderlich, um Aufmerksamkeit zu erhalten. Diese kommt jetzt vielleicht auf ganz natürliche, gesunde Weise von außen. Aber das Heilsame dieser Lösung von Bindungen muss jeder selbst finden, sonst hören die Bindungen nicht auf. Niemand will etwas verlieren!

F: Du hast im Zusammenhang mit Krankheit und Gesundheit drei ganz wichtige Begriffe genannt: Unwissenheit – Problem – Sinn. Wir sprechen in unserem Buch „Zwölf Gesetze der Heilung" noch von einem vierten Begriff: Ordnung. Was du „Unwissen" genannt hast, könnte man auch „Unordnung" nennen. Der Einzelne bringt also in die kosmische Ordnung eine Disharmonie, die dann in Krankheit mündet. Durch Unwissenheit (oder absichtlichen Wissens-Missbrauch) entsteht also Unordnung, und aus der Unordnung folgt Krankheit. Siehst du diesen Zusammenhang auch so?

R: Ja, absolut. Ganz genauso. Aus Nicht-Wissen entsteht Chaos, Unordnung, und dies kann sich körperlich als Krankheit auswirken. Wir halten das Bewusstsein nicht im EWIGEN, sondern gehen über den Tod zur Wiedergeburt – und immer aufgrund von Bindungen. Der Tod ist letztlich das Ergebnis des Nicht-Wissens. Das LICHT ist ebenso da wie der Tod. Daraus entstehen dann neue Bindungen und eine erneute Gelegenheit zu wachsen. Ist die Unwissenheit aufgehoben, endet dieser Prozess.

F: Das würde dann auch auf einleuchtende Weise erklären, warum ein vollkommen erwachter tibetischer Mönch, der aber von seiner Kloster-Umgebung gar nicht als Erwachter erkannt wird, sich in seine Kammer zurückziehen kann, und als man ihn nach einigen Tagen zu suchen beginnt, findet man nur noch sein Gewand. In diesem Augenblick erkennt dann das ganze Kloster, mit wem sie unter einem Dach gelebt haben! In diesem Mönch herrschte vollkommene Ordnung, vollkommenes Wissen – die Buddha-Natur. Diese Vollkommenheit überwindet den Tod.

R: Ja! Das zeigt sich uns in jeder Religion. Christus lebte uns vor, wie der Tod überwunden wird. Wer in diesem Bewusstsein und aus diesem Bewusstsein heraus lebt, der kommt freiwillig in die Inkarnation. Er muss nichts mehr lernen, sondern er kommt, um ein bestimmtes WISSEN hier auf Erden zu erwecken. Geburt und Tod sind dann völlig frei. Ein solches Wesen kann sich eventuell auch ohne geboren zu werden manifestieren und gehen, wenn seine Aufgabe vollbracht ist. Er kann auferstehen, wie Christus, oder seine körperliche Hülle mitnehmen, wie der erwähnte tibetische Mönch. Und Christus hat uns verkündet, dass wir das Gleiche vollbringen können wie er!

F: Jede Krankheit drückt also in letzter Konsequenz aus, dass irgendein kosmisches Gesetz missachtet wurde. Irgendeine geistige Kraft wirkt im Menschen noch nicht so vollkommen, wie sie wirken könnte. Das Unwissen oder die Unordnung führen dazu, dass der Geist nicht in die Lage versetzt wird, den Körper zu seinem vollkommenen Werkzeug zu machen?

R: So ist es! Ganz genau so!

F: Heilung geschieht also dann nicht, wenn derjenige, der erkrankt ist, entweder nicht bereit ist, seine innere Unordnung zu ordnen, oder nicht zulässt, dass die geistige Kraft ordnend wirkt. Wenn er dann zu dir kommen würde, könntest auch du nichts für ihn tun, solange er nicht bereit ist, eine Schwingungsanhebung zuzulassen, welche die vorhandene Unwissenheit (sprich Krankheit) aufheben könnte?

R: Er will es entweder nicht oder er ist innerlich noch nicht fähig dazu. Für alles ist eine innere Bereitschaft erforderlich.

F: Aber was verursacht diese fehlende Bereitschaft, wirklich ganz gesund zu werden?

R: Zumeist ist es Abhängigkeit. Man kann auch dadurch etwas erreichen. Es ist in gewisser Hinsicht ein Macht-Spiel. Man kann damit etwas bewirken. Auch durch Nicht-Wissen kann man Kräfte anziehen. Man wird beachtet, man stellt in gewisser Weise etwas dar.

F: Steckt da nicht auch eine Art „Entschuldigung", warum man sich nicht ändern will?

R: Es ist alles Nicht-Wissen! Das ganze System ist unendlich komplex. Im Prinzip ist es so einfach; aber in der Realität ist es ungeheuer mannigfaltig. Es ist kaum zu erfassen, was alles über eine Krankheit ausgedrückt wird. Dabei kann man niemanden mit einem anderen vergleichen. Jeder hat seinen eigenen Grund, warum er sich so oder so verhält, diese oder jene Krankheit entwickelt.

F: Wenn wir an dieser Stelle den Karma-Gedanken ins Spiel bringen, dann liegt natürlich auch darin eine verborgene Botschaft. In der Regel wird Karma immer nur negativ gesehen. Bei einer guten Eigenschaft heißt es: „Ich habe halt Talent." Bei einer schlechten Eigenschaft: „Ich habe halt schlechtes Karma." Dabei ist Karma völlig neutral: „Was du säst, das wirst du ernten!" Karma wird im Zusammenhang mit Krankheit viel zu wenig als Hinweis „Achtung! Unordnung!" gesehen. Wer das Karma-Gesetz richtig verstanden hat, der müsste in jedem Krankheitsfall sofort innehalten und fragen: „Welche Unwissenheit, welche Unordnung liegt dieser Erkrankung zugrunde?" Wer also zu dir kommt, der müsste sich eigentlich nur innerlich offen in dein Heilungsfeld stellen und einen Prozess auslösen, der Nicht-Wissen in Wissen verwandelt. Dieser Erkenntnis – der wichtigste Schritt – müsste er dann allerdings Taten folgen lassen. Wobei der Handlungsablauf natürlich, wie du beschrieben hast, ganz individuell sein wird, da jede Krankheit individuelle Hintergründe aufweist?

R: Ja, genau! Ich sage es in meinen Seminaren immer wieder: „Karma ist etwas Gewolltes!" Es geht immer um Wissen. Es geht um die INTELLIGENZ, die aber nicht manifest ist. Sie ruht gleichsam in einem Vakuum. Auch die Liebe, die All-Liebe, ist nicht manifest. Sie ist eine ruhende Kraft, die aber etwas erzeugen möchte. Sie gleicht einem

Künstler, der die höchste Kunst hervorbringen möchte. Der Künstler benötigt jedoch einen Gegenpol, ohne den er kein vollkommenes Kunstwerk hervorbringen kann. Das kann ein Marmorblock oder ein Farbkasten sein. Beides ist untrennbar: Eine vollkommene Einheit in der Polarität! Das ganze Leben drückt die Polarität und Vollkommenheit aus. Es liegt der Schöpfung kein Fehler zugrunde, sondern Männlich – Weiblich, Mann – Frau sind Pole, die sich ständig suchen. Sie finden sich und sie verlieren sich. Es ist ein unaufhörliches „Such-Spiel". Wenn sie sich verlieren, wird es aber zum „Täter-Opfer-Spiel" und das Ursache-Wirkung-Gesetz tritt in Kraft. Aber in diesem riesigen „Spiel des Lebens" gibt es keine Fehler, es ist absolute Vollkommenheit!

F: Das Problematische an diesem Modell ist der Anfang. Wir hatten darüber ein langes Gespräch mit dem Dalai Lama, das in der Frage gipfelte: „Wenn in Wahrheit alles absolute Vollkommenheit, also Buddha-Natur, ist, wie kann dann überhaupt Unwissenheit entstehen?" Der Dalai Lama kommt dann mit der Maya-Lehre. Buddha-Natur und Maya existieren beide von Anfang an. Es sind die Urprinzipien.

R: Genau. So sehe ich es auch.

F: Wenn ich darauf als jüdischer oder christlicher Mystiker antworten würde, dann müsste ich darauf hinweisen, dass „im Anfang" nichts Unvollkommenes gewesen sein kann. Der Ursprung, das ursprüngliche göttliche Licht, muss absolute Vollkommenheit gewesen sein. Diese absolute

Vollkommenheit kann sich nicht selbst unbewusst geworden sein. Die jüdische Mystik antwortet auf diese Urfrage dahingehend, dass sich Gott gleichsam „in sich selbst zurückgenommen habe", um überhaupt einen Raum für die Schöpfung zu schaffen. Sonst gäbe es noch immer nur GOTT allein. Es kann also nicht ursprünglich nur Buddha-Natur existiert haben, sondern es muss in der Schöpfung, im „Spiel des Lebens", Freiheit gegeben haben, um sich ganz auf die Vollkommenheit auszurichten oder das „Täter-Opfer-Spiel" zu beginnen. Irgendwann in der Zeit muss die Freiheit missbraucht worden sein, um dann den Prozess von Ursache-und-Wirkung auszulösen, wie du ihn beschrieben hast.

R: Die Freiheit bleibt für mich ein Grundprinzip, unabhängig ob ich nun biblische oder buddhistische Quellen betrachte. Ich habe viele Traditionen studiert, ihnen allen liegt der Gedanken der Vollkommenheit am Herzen. Vollkommenheit bleibt Vollkommenheit. Das biblische Bild von Adam und der Rippe, aus der Eva geschaffen wird, drückt die letztlich unfassbare Verbindung von Wissen und Liebe aus. Nur wenn wir beginnen, dass Wissen außen zu suchen, fallen wir aus der Einheit.

F: Das ist im Grunde das Bild vom „Paradies".

R: Vielleicht haben wir den Mythos von der „Schlange und dem Apfel" falsch interpretiert. Ursprünglich ist es die vollkommene Polarität des Männlichen und Weiblichen. Dann beginnt irgendwann das Nicht-Wissen und das Täter-Opfer-Spiel. Ich sehe in allem Geschehen jedoch keinen

„Fehler". Ich sehe in der Trennung von Adam und Eva nur eine unglaubliche Kreativität. Doch auch diese Trennung ist richtig, selbst wenn dadurch die ständige Suche entsteht.

F: Aber daraus folgt Leid und Krankheit. Das kann eigentlich nicht der ursprüngliche göttliche Plan gewesen sein?

R: Auch das ist trotzdem Vollkommenheit pur! Wohin wir sehen, überall erblicken wir Vollkommenheit pur!

F: Die Vollkommenheit der Schöpfung bleibt sicher unberührt; aber innerhalb des göttlichen Seins können wir durch Unwissenheit Disharmonie auslösen – und diese wird zur Krankheit. Die Krankheit führt uns dann letztlich wieder zurück zur Einheit. Natürlich bleibt alles ein göttlicher Prozess; aber es stellt sich die Frage, ob GOTT sich nicht gewünscht hätte, wir wären etwas klüger vorgegangen, um wieder zur Einheit zu finden?

R: Hmmmmh...

F: Du kannst diesem Gedanken nicht ganz zustimmen?

R: Hmmmmh... Es ist trotzdem ein vollkommenes Spiel, wohin wir auch schauen. Leider wissen die Menschen es nicht mehr. Ich weise immer wieder darauf hin, dass sie sich in einem Spiel befinden. Es hat Höhen und Tiefen, in denen alle verstrickt sind. Aber es bleibt ein Spiel! Ich sehe nicht auf das Karma, ich schaue auf die Vollkommenheit. Alles andere entsteht aus Nicht-Wissen.

F: Aber wozu dient dieses ganze Geschehen?

R: Damit es LEBEN gibt! Damit das, was nicht ist, wird!
Nur durch die GEBURT entstehen Galaxien, die ganze
Schöpfung. Sonst wäre das NICHTS. Aus dem Nichts wird
durch das Weibliche ständig ETWAS geboren. Dieses Etwas kann jedoch nur dann entstehen, wenn ein Aspekt
des VOLLKOMMENEN verloren wird. Aber es ist kein
wirkliches Verlieren, denn die Schöpfung ist etwas ganz
Wundervolles. Ich habe ein paar Mal wirklich erlebt, was
das NICHTS ist. Für einen Moment – das NICHTS. Es
gibt kein Wort für diese Erfahrung, keine Beschreibung
– es ist NICHTS! Es existiert keine Zeit, es ist etwas völlig
Unsagbares. Aber in diesem NICHTS habe ich deutlich
gespürt, dass ES den Wunsch hat zu sein. Doch damit eine
Schöpfungsschwingung entsteht, ist ein Gegenpol erforderlich. Ich rede hier nicht so unverbindlich daher, von
ein wenig Schöpfung mit einem Engelchen hier und einem
Engelchen da. Ich rede von GANZHEIT. Ich rede vom
GANZEN GEGENPOL. Ich rede von SCHWINGUNG
und BEWEGUNG. Alles ist Bewegung, Bewegung und
nochmals Bewegung. Und alle diese Bewegung beinhaltet
das Nichts. Es trägt es in sich. Eigentlich sind wir immer
dieses Nichts. Letztlich ist auch die Bewegung ein Trug-
bild, ein Schein. Wie beim Regenbogen, der ja auch nur
ein Scheinbild ist, ausgelöst durch die Sonne. Wir wagen
es noch nicht, dieses unendliche Vakuum in uns zu finden. Weil wir noch *etwas* sein wollen, haben wir nicht die
Fähigkeit, *nichts* zu sein! Das ist wie mit dem Regenbogen
und der Sonne. Wir binden uns an das Scheinbild, weil wir
nicht wissen. Aus dem Nicht-Wissen entsteht letztlich das

Leben; eine unbegrenzte Vielfalt an Leben. Aber ich sehe hinter allem Geschehen nur die Vollkommenheit.

F: Was du sagst, entspricht der uralten Weisheitstradition. Es gibt nur zwei Arten von Wissen: Vollständiges Erwachen und Unwissenheit. Unwissenheit gibt es natürlich in verschiedenen Abstufungen, aber es bleibt immer Unwissenheit. Diese Unwissenheit wiederum ist, wie du ja sagst, gleichzusetzen mit Krankheit. Die Grundfrage, die sich nun allerdings stellt, lautet: „Ist Unwissenheit ein göttliches Prinzip?" Das kann ich mir nur schwer vorstellen, nicht einmal in der Konzeption von einem „Gegenpol". Das Urprinzip muss den Freiheitsgedanken enthalten, der dann zur Unwissenheit führen kann. Die Unwissenheit kommt also in das von dir skizzierte „Spiel des Lebens" hinein, stellt aber kein Ur-Prinzip dar; sonst würde ja Krankheit am Anfang der Schöpfung stehen. Krankheit muss aber das Ergebnis von missbrauchter Freiheit sein. Diese urzeitlichen Geschehnisse können wir sicher nur in mythischen Bildern erfassen, wie in der Genesis-Erzählung, aber Unwissenheit kann nicht am Anfang der Lebensentwicklung gestanden haben?

R: Wir müssen am Anfang mehr auf das Spiel von Bewegung, schöpferischer Kraft und Schwingung schauen. Am Anfang steht der Wunsch nach Kreativität, nach schöpferischer Bewegung. Auch die Polarität Wissen – Nichtwissen ruht in der Vollkommenheit.

F: Letztlich ist es also gar keine Polarität, sondern diese entsteht erst im schöpferischen Prozess?

R: So sehe ich es. Wenn wir die nicht-menschlichen Reiche der Schöpfung betrachten, die Pflanzen oder die Tiere, dann leben sie in einem unschuldigen Nicht-Wissen. Sie schwingen in Harmonie mit den Schöpfungsgesetzen; aber ohne selbst zu wissen. Sie *sind*, aber sie reflektieren nicht. Die Frage: „Was ist hier?" Oder die Frage: „Was mache ich hier?", sie alle entstehen erst im Moment der Selbstreflexion. Vom reinen Sein führt der Weg zu den ersten Erkenntnissen. Der Mensch beginnt Wertungen vorzunehmen: Schuldig oder nicht schuldig; gut oder böse; ich weiß oder ich weiß nicht. Er erkennt sich so allmählich als in einem Zustand der Unwissenheit lebend. Dieser erste Erkenntnisschritt führt dann zu allen weiteren, bis hin zu wahrem Wissen. Der Zwiespalt zwischen diesen Gegenpolen bleibt dem Menschen lange erhalten. Immerhin versucht er zumeist, wenigstens „gut" zu sein. Er setzt durch sein Verhalten Schwingungen in Bewegung – und das Spiel des Lebens beginnt. Die Kräfte beginnen zu wirken, Ereignisse kommen und gehen, das Leben entfaltet sich. In der Essenz ist in diesem Geschehen kein „Gut" und kein „Böse". Es ist einfach das LEBEN. Wir müssen erkennen, dass Wissen und Nicht-Wissen in Wahrheit eine Einheit bilden. Wenn wir den Löwen betrachten, der eine Gazelle frisst, dann könnten wir sagen: „Der böse Löwe!" Wenn wir aber das Wesen des Löwen verstehen, dann ist der Löwe natürlich nicht mehr böse, sondern er ist ein LÖWE. Übertragen auf den Menschen zeigt sich das genauso: Eine Handlung, die vielleicht einen 'Schaden' anrichtet, ist nicht wirklich böse, sondern entspringt nur dem Nicht-Wissen. Und wir sollten hinsichtlich des Nicht-Wissens nicht das Karma-Gesetz außer Acht lassen! Wenn wir statt „Spiel des Lebens" einmal mit der östlichen Lehre vom „Rad der Wiedergeburt" sprechen, dann ist der Unwissende weiterhin im „Spiel" und dreht sich im „Rad", während der Wissende frei davon ist. Was immer er tut, er ist wahrhaft un-schuldig. Er kann eine Rolle im „Spiel" übernehmen, aber er bleibt davon in der Tiefe unberührt, weil er weiß, was er tut.

F: Wie funktioniert das mit einem kranken Tier? Im Reich der Menschen gibt es, im Gegensatz zum Tierreich, individuelles und kollektives Karma. Man kann als Mensch wissend sein und getötet werden, das ist in deiner Sicht offensichtlich ein großer Unterschied zu dem Fall, wenn man unwissend getötet wird?

R: Das Wissen kann nicht verletzt werden, weil es pure Liebe ist! Um verletzt zu werden, muss ein Gegenpol entstehen. In der Heilungsterminologie gesprochen, würde ich von einem „unbefriedigten Magnetfeld" reden. Ein Manko in mir sendet ein Manko nach draußen und will befriedigt werden. Aber jemand, der wahrhaft in der Liebe lebt, kennt kein Manko, hat keinen Gegenpol – daher kann er weder verletzen noch verletzt werden. Alle Geschehnisse nehmen ihren Anfang im Inneren. Wer wahrhaft weiß, liebt und ist unverletzbar! Ein solcher Mensch kann aber, aus freier Wahl, den Entschluss fassen zu dienen. Er benötigt nichts mehr für sich selber. Es bleibt als letzter Wunsch nur der Wunsch zu dienen. Wer vollkommen erfüllt ist, der kann nur noch sagen: „Nehmt doch!" Es ist kein eigenes Begehren, Wünschen oder Verlangen mehr vorhanden. Dann kann ein solches Wesen jederzeit den

Entschluss fassen, sich auf der Erde zu inkarnieren und eine Botschaft zu übermitteln durch ein beispielhaftes Leben. Was ihm dabei als „Person" widerfährt, hat nichts mit seinem freien geistigen Wesen zu tun. Es gehört zu seinem Dienen! Das großartige Lebenswerk von Christus ist eine wundervolle Symbol-Geschichte. Er kam, um zu dienen. Er hatte kein Karma, keine Bindung – nichts mehr. Er kam, um etwas zu zeigen, damit die, welche ihn sahen und ihm lauschten, etwas finden konnten! Die Tatsache, dass er getötet oder ans Kreuz geschlagen wurde, hatte nichts mit ihm persönlich zu tun. Es gehörte zu seinem wundervollen Hilfswerk. Ein Wissender leidet nicht mehr. Wer den Regenbogen sieht, aber die Sonne nicht kennt, der leidet noch, um ein früher gewähltes Bild noch einmal zu bemühen. Wer eins mit der Sonne ist, der kann auf der äußeren Ebene durch physischen Schmerz gehen, aber in seinem Wesen ist er frei von Leid.

Und um noch die Frage nach den Tieren zu beantworten: Das Tier lebt noch fast völlig im Nicht-Wissen. Es ist reine Unschuld. Einige Tiere beginnen gerade, ein Ich zu entwickeln. Die Tiere können uns viel lehren. Wir können das Unschuldige im Tier sehen; aber wir erkennen auch das Tierhafte im Menschen. Wir sollten das Tierhafte als das Nicht-Wissen erkennen und ihm vergeben.

F: Übernehmen Tiere Krankheiten der Menschen?

R: Das ist gut möglich. Pflanzen, Tiere, Menschen, sie alle sind eins in einem kosmischen Ganzen. Kommt es darin zu Krankheit, steht immer Nicht-Wissen dahinter. Wissen geht keine Bindung mehr ein, was eine wesentliche

Voraussetzung für Krankheit ist. Wer in der Sonne lebt, bindet sich nicht mehr an den Regenbogen. Das gilt für jegliches Leben. Der Weg vom Regenbogen zur Sonne ist der Weg vom Nicht-Wissen zum Wissen. Das ist ein Grundgesetz der Heilung von Krankheiten.

F: Unter dieser Prämisse könnte man sagen: Eine chronische Krankheit ist letztlich nichts anderes als ein andauerndes Festhalten am Nicht-Wissen?

R: Genau.

F: So einfach?

R: Ja, so einfach!

F: Konsequent weitergedacht bedeutet dies: Jede Art von äußerer Therapie ist im Grund völlig fruchtlos, solange der Erkrankte seine Unwissenheit nicht beseitigt hat. Man kann Antibiotika, Kortison oder welche Pille auch immer nehmen, solange die Quelle der Unwissenheit nicht verschlossen wird, ändert sich in letzter Konsequenz gar nichts?

R: Ja. In letzter Konsequenz ändert sich nichts.

F: Wenn ich noch einmal auf deinen Gedanken der „Schwingung" zurückkomme, dann nehme ich mit einem Antibiotikum oder mit Arnika doch auch eine Schwingung auf. Diese Schwingungs-Änderung bewirkt nichts, solange ich mich nicht innerlich verwandle?

R: Es ist nicht ganz so einfach. Nehmen wir einen Menschen mit einer rheumatischen Erkrankung. Er bekommt ein starkes Mittel und zeigt darauf eine körperliche Reaktion. Was passiert dabei wirklich? Ich will es in einem Bild beschreiben: Stelle dir einen Ballon vor, der eine kleine Ausbuchtung entwickelt, so eine Art Mini-Beule. Nun drückst du auf dieser Beule so lange herum, bis sie verschwindet. Es verändert sich also etwas. Doch plötzlich – bildet sich die gleiche Beule an einer anderen Stelle. Innerhalb des Ballons hat sich nämlich nichts geändert! Solange ein Mensch sein Bewusstsein nicht verändert, kann er nicht wirklich geheilt werden. Was wie eine Art Heilung ausschaut, ist nur eine Umformung (neue Beule) auf der Oberseite des Ballons. Im Inneren sieht es noch exakt so aus wie vor der Behandlung (dem Eindrücken der Beule).

F: Mir leuchtet dieses Bild sehr ein und auch deine Erfahrung, dass Krankheit immer individuell ist. Wir kennen ja alle diese simple Zuordnung über die sogenannte „Organsprache". Ich habe Kopfschmerzen, also denke ich zu viel; ich habe Probleme mit den Nieren, also lebe ich in einer ungesunden Partnerschaft. Die Reihe ließe sich beliebig fortsetzen. Du gehst dagegen davon aus, dass jedes Krankheitssymptom besonders ist, weil es die spezielle Geschichte eines Patienten zum Ausdruck bringt. Krankheit ist strukturiert im Bewusstsein, und jedes Bewusstsein ist individuell.

R: Vollkommen richtig. Jeder Mensch ist einmalig. Wir können schon die Zuordnung Niere – Partnerschaft als Ausgangspunkt nehmen, aber dann kommt die individuelle

Komponente. Die individuelle Persönlichkeit entwickelt ihre ganz eigene Krankheitsstruktur. In der Behandlung müssen wir daher alle Konzepte loslassen, müssen ganz in die Liebe gehen, müssen ganz zur Sonne werden. Die Heilung muss nicht auf das individuelle Problem schauen, sondern muss ihr Augenmerk auf die Ganzheit richten. Wir müssen uns mit dem Ur-Zustand befassen, der hinter der Oberfläche liegt. Ich führe in gewisser Hinsicht keine Heil-Behandlung durch, sondern erwecke nur diese tiefe Energie, diese unendliche Liebe in einem Patienten.

F: Unter dieser Voraussetzung ist das Heilungs-Geschehen allerdings immer abhängig von der Evolution des Bewusstseins, also von der geistigen Entwicklungsstufe der Person, die zu dir zur Behandlung kommt?

R: Ja.

F: Das kannst du in deinen Seminaren genauso beobachten wie bei einer Behandlung: Jeder begegnet dir auf seiner Bewusstseinsstufe, und dementsprechend kannst du ihn auch nur so weit „anheben", wie er schon selbst gegangen ist. Die Heilung umfasst also den nächsten Schritt, welcher dem Patienten möglich ist?

R: Ja. So ist es. Die Menschen wissen allerdings in der Regel, dass ich in ihnen ihre Ebene des Nicht-Wissens berühre. Sie wird geheilt und angehoben. In diesem Moment geschieht nur das Beste, das zurzeit möglich ist.

Die Heilung funktioniert übrigens bei den Tieren zumeist so wundervoll, weil sie keine persönlichen Barrieren haben. Sie öffnen sich in ihrer Unschuld vollkommen dem Heilungsstrom, so dass sie in der Behandlung viel leichter eine Ebene der Vollkommenheit erlangen können. Sie denken nicht, sie nehmen nur an.

F: Denken ist begrenzt; Wahrnehmung dagegen ist unbegrenzt?

R: So ist es. Deshalb kann ich mich in einer Heilung auf so viele Menschen gleichzeitig ausrichten. Wir kommen alle aus dem gleichen Ursprung; und wenn ich mich auf den Ursprung ausrichte, dann erreiche ich alle. Diese Zurückführung auf den eigenen Ursprung führt dann im Menschen zu einem Selbstheilungsprozess. Letztlich ist jede wahre Heilung eine Selbstheilung!

F: Diese Gedanken rufen eigentlich nach einem klassischen Wort: GNADE. Ist die Gnade nicht die immer präsente Heilungs-, Ordnungs-, Liebes- oder Transformationskraft? Ist der Heiler das Werkzeug, die Transformationskraft für die Gnade auf der materiellen Ebene? Der Heiler ist in gewisser Weise an diesen Gnadenstrom angeschlossen. Er vermag ihn auf den Patienten zu richten und damit Licht in die Dunkelheit, Wissen in die Unwissenheit zu bringen.

R: Für mich liegt in der Prägung des Wortes Gnade zugleich sein Gegenpol – die Ungnade. Da klingt Schuld mit; aber ich sehe nur Vollkommenheit.

F: Das Wort „Gnade" kommt von dem Wort „genahen", darin steckt natürlich die „Nähe zum göttlichen Ursprung". Der Gegenpol von „Gnade" wäre daher nicht Ungnade, sondern Ferne!

R: Ah! Sehr gut. Das finde ich ganz toll! Das trifft den Kern des Ganzen; denn es gibt in Wirklichkeit keine Grundlage für die so weitverbreiteten Schuldgefühle. Es gibt in Wahrheit keine Schuld. Es gibt nur Wissen und Unwissen oder Nähe und Ferne.

F: Wenn wir in diesem Bild bleiben wollen, dann steht der Heiler „in der Nähe"?

R: Ja, so sehe ich es. Deswegen wähle ich die Formulierung, dass der wahre Heiler nicht der „Regenbogen", sondern die „Sonne" ist. Diese Einsicht führt zu einer radikalen Veränderung des Blickes auf Krankheit. Wenn wir uns nicht mehr für den Regenbogen, sondern für die Sonne halten, dann binden wir nicht mehr. Durch unsere Bindung erzeugen wir die Krankheit, ohne die Bindung existiert sie gar nicht mehr! Je inniger wir mit dem Ursprung vereint sind, desto weniger Bindungen erschaffen wir. Wir strahlen nur noch Liebe aus, weil wir Liebe sind. Die Heilung geschieht dann ganz natürlich. Und in der Liebe spielen wir nicht mehr das „Täter-Opfer-Spiel" etc., sondern wir betrachten diese ganzen Rollenspiele nur noch.

F: Bindung führt zu Unwissenheit oder Unwissenheit zu Bindung. Wir sind also verknüpft mit den falschen Kräften?

R: Wir müssen akzeptieren, dass wir als Menschen in der Regel immer in irgendeiner Weise gebunden oder verbunden sind. Das ist das Wesen des Menschen. Aber wenn wir uns mit dem Nicht-Wissen verbinden, werden die karmischen Prozesse in Gang gesetzt. Wenn wir uns dagegen mehr mit dem Wissen verbinden, lösen wir keine negativen Schwingungen mehr aus. Wer mit der Sonne verbunden ist, spielt nicht mehr im Schatten mit; denn er empfindet keine Bedürfnisse mehr.

F: Auch in der Verbindung mit der „Sonne" bleibt der Mensch ein Teil der vier Lebensreiche: Mineral-, Pflanzen-, Tierreich und das Reich der Menschen. Jedes Reich ist eine unterschiedliche Ausdrucksform der unendlichen Lebensenergie. Wie spielen diese vier Reiche, gerade unter dem Gesichtspunkt von Krankheit und Gesundheit, zusammen?

R: Es besteht eine grenzenlose Verbindung! Wir sind in unserer Entwicklung schon durch alle vier Reiche gegangen und tragen deshalb die Erfahrungen aller vier in uns. Wenn wir in einem Krankheitsprozess stecken, der vielleicht mit Schuldgefühlen zusammenhängt, dann kann es möglicherweise, um der Erkenntnis willen, hilfreich sein, sich einmal mit der „Löwe-Energie" und ein andermal mit der „Lamm-Energie" zu verbinden. So verhält es sich mit allen Reichen. Wir kennen sie und können ihre Kräfte zu unserer Heilung heranziehen. Wenn man wieder einmal im Täter-Opfer-Spiel gefangen ist, dann kann die Vielfalt der vier Reiche uns helfen, daraus heilende Energien zu schöpfen. In dieser Vielfalt liegt eine immense Heilungsenergie!

F: Drückt die Sprache in ihrer Mannigfaltigkeit nicht schon etwas davon aus, wenn es heißt: „Er kämpfte wie ein Löwe" oder „Sie ist brav wie ein Lamm"? Spiegeln diese Formulierungen etwas vom schöpferischen Prozess der Bewusstseinsentfaltung wider?

R: Ich versuche immer, mit den Menschen, die zu mir kommen, so einfach wie möglich zu sprechen. Ich vermeide jede Bewertung, auch im Täter-Opfer-Spiel. Von daher bleibt „Löwe" oder „Lamm" natürlich eine Bewertung; aber es liegt ALLES potenziell in uns. Es geht eigentlich nur darum, hinter diesen Strukturen, Bildern oder Rollenspielen zu erkennen: „Wissen erzeugt Liebe!"

INTERVIEW ▪ TEIL 2

Während der erste Teil des Gespräches sich schwerpunktmäßig mit den Grundlagen von Krankheit und Gesundheit sowie dem Heilungsgeschehen allgemein befasst hatte, lag das Augenmerk im zweiten Teil verstärkt auf den praktischen Aspekten des geistigen Heilens.

F: Kann man die Berufung „Geistheiler" auch als realen Beruf ausüben?

R: Jeder Beruf ist in gewisser Weise eine Berufung. Wenn man in seinem Beruf glücklich ist, wenn man sich im Einklang mit dem Fluss des Lebens empfindet, dann stellt der ausgeübte Beruf eine Berufung dar. Meine Tätigkeit ist auch eine Berufung. Ich folge in ihr meinem inneren Talent, meiner Begabung und meiner Freude.

F: Die Frage nach der Berufung und dem Beruf stellt sich auch aus der Beobachtung der „Heilungsszene" heraus. Es gibt inzwischen eine Reihe von „Heilern", die mit ihrer Arbeit ihren Lebensunterhalt verdienen müssen. Das ruft natürlich einen gewissen Leistungsdruck hervor. Der Patient muss zumindest etwas „spüren" oder eine minimale Art der „Besserung" muss eintreten, sonst kommt er nicht mehr wieder – und die finanzielle Lebensgrundlage ist bedroht. In dieser Konzeption könnte es durchaus zu einem Konflikt zwischen Berufung und Beruf kommen. Ich kenne Fälle, wo das Geld Menschen, die anfänglich vielleicht sogar eine Begabung besaßen, völlig korrumpiert hat.

R: Natürlich. Das ist leider eine Realität. Daher sage ich jedem, der zu mir kommt, er möge das „Heilen" lieber lassen, wenn es ihm vor allem um das Finanzielle geht. Er sollte sich besser einen gut bezahlten Job suchen. Es geht um Prioritäten. Wenn die wichtigste Priorität das wirtschaftliche Überleben ist, dann kann ich kein Heiler werden. In anderen Berufen spielt das keine Rolle, da kann das Ego mit seinen Wünschen massiv im Vordergrund stehen. Trägt ein „Heiler" jedoch noch den Impuls in sich, es müsse „ihm gut gehen", dann kann er kein wahrer Heiler werden. Für einen Heiler müssen geistige Werte die alleinige Priorität haben. Die Heilungsgabe ist ein Geschenk, das sich weiterschenken möchte – es ist ein unaufhörlich strömender Fluss. Die äußeren Faktoren finden sich, weil niemand will, dass der Heiler Mangel leidet. Wer mit dem festen Entschluss ans Werk geht: Ich will heil sein, um anderen Heilung zu schenken – der muss sich nicht um seine äußere Sicherheit sorgen.

F: Es geht um die Gewissheit, dass aufgrund des segensreichen Wirkens irgendwann eine Segnung zurückkommt?

R: Ja, so ist es. Man denkt nicht einmal mehr daran oder wünscht sich etwas…

F: Du hast im ersten Teil unseres Gespräches mehrfach das Wort „Schwingung" benutzt. Heute gibt es ja das Konzept von der „Schwingungs-Medizin". Hinter ihr steht die Idee, man könne mit einer bestimmten heilenden Schwingung ein Ungleichgewicht ins Gleichgewicht zurückführen. Es geht dabei letztlich um „Information", die mittels einer Schwingung übertragen wird. Wie siehst Du dieses Konzept?

R: Ich denke nie konkret darüber nach, was ich tun soll. Ich lasse die Dinge geschehen. Ein kleines Beispiel mag das verdeutlichen: Die Eltern eines jungen Mannes baten mich um Rat, weil ihr Sohn auf einer depressiven „Schwarz-Welle" war und nunmehr auch alle Wände seines Zimmers schwarz anmalen wollte. Ich habe lange mit ihm telefoniert, und während unseres Gespräches kam die Farbe Gelb. Es war einfach ein Impuls, mehr nicht. Nach einer Woche rief die Mutter erneut an, um mir mitzuteilen, ihr Sohn habe sein Zimmer jetzt gelb angestrichen und habe auch wieder zurück ins Leben gefunden. Ich habe nichts anderes getan, als eine Schwingung auszusenden. Diese hat den jungen Mann zu einer anderen inneren Ausrichtung gebracht. Ich habe dabei aber kein mentales Konzept angewandt, sondern diese Dinge geschehen ganz automatisch, wenn ich in meiner Mitte bin. In der äußeren Welt mag man Schwingungen manchmal ganz konkret und ganz gezielt einsetzen; aber ich arbeite die meiste Zeit aus der Stille heraus, und dann geschehen die Dinge wie von selbst.

F: Befindest du dich immer in dieser Grundschwingung?

R: Die meiste Zeit. Aber natürlich bin ich auch nur ein ganz kleines Teil im großen Ganzen; allerdings lasse ich es zu, dieses TEIL zu sein. Und dieses Teil reicht in eine große Tiefe. Von dieser Tiefe aus geschieht etwas. Ich nehme es wahr, aber ich muss es nicht binden. Die Menschen sagen mir häufig, sie hätten mich „gesehen" oder „gespürt"; doch für mich ist es nur ein Geschehenlassen. Ich bleibe in meiner Grundschwingung, und von dieser geht die Heilung aus; bei jedem Einzelnen auf ganz individuelle Weise. Wie bei dem „Gelb" des jungen Mannes, der dann sein eigenes „Gelb" aktiviert und so aus seiner Lebenskrise herausgefunden hat. Es kann durchaus auch sein, dass die „Schwingung" dazu führt, dass jemand zu einem speziellen Arzt findet oder zu einem homöopathischen Mittel, das dann die Krankheit zu überwinden hilft. In letzter Konsequenz mache ich nichts anderes, als innerlich sehr konzentriert und für den Anderen da zu sein, wenn er mich braucht. Ich glaube, mehr ist es nicht. Das ist meine Form des Heilens.

F: Wenn ich es mit zwei einfachen Sätzen ausdrücken wollte, so könnten die lauten: „Du stellst eine bestimmte Energie, in Form einer Schwingung, zur Verfügung, die ein Patient, unabhängig von deiner willentlichen Absicht, annehmen kann oder nicht. Wenn er sie annimmt, erhöht sich seine eigene Schwingung und löst das innere Heilungsgeschehen aus."

R: Genauso ist es. Und je nachdem wie bereit der Patient ist, geschieht der Prozess schneller oder langsamer. Aber nie arbeite ich mit dem Eigenwillen! Entweder der Patient will es oder es geschieht nicht. Ich weiß aus der Tiefe meines Herzens, dass die Schöpfung vollkommen ist und weiter sein wird. Es besteht für mich keinerlei Notwendigkeit, in ihr etwas zu korrigieren. Wenn jemand mittels meiner Schwingung eine Veränderung auslöst, so darf er das. Ich selbst habe dabei keinerlei Eigeninteresse. Ich stelle nur eine gewisse Energie zur Verfügung, mit der ich mich aber nicht im Geringsten binde. Ich empfinde mich eher wie einen großen See, aus dem die Menschen das „Wasser des Lebens" schöpfen können. Es ist für mich ein wundervolles Geschenk, dieser See sein zu dürfen. Vor allem wenn ich dann sehen kann, wie Menschen gedeihen, wachsen und sich entfalten, nachdem sie „getrunken" haben!

F: Ist das, was du mittels der Schwingung übermittelst, nicht eine Information oder sogar mehr als eine Information? Die Information ist so bedeutsam, dass sie eine reale Veränderung auslösen kann.

R: In diesem Geschehen würde ich nicht das Wort Information verwenden. Information verbinde ich mit Sprache, und das ist eher eine Angelegenheit meiner Seminare. Schwingung geht tiefer! Ich behandele beispielsweise viele Menschen, die ich persönlich gar nicht kenne; aber sie spüren, dass von mir eine Antwort auf ihr Anliegen kommt. Es findet also kein Dialog zwischen uns statt, sondern nur der Austausch von Schwingungen. Vielleicht könnte man mich naiv nennen, aber ich habe ein so unendliches Vertrauen in die Göttliche Kraft. So klein ich auch bin, so spüre ich doch, wie diese Kraft in mir wirkt. Und diese Kraft wirkt in uns allen, weil wir alle aus der gleichen Heimat kommen, alle die gleiche Sehnsucht tragen und alle auf dem gleichen Heimweg sind. Auch ich bin auf diesem Heimweg, aber vielleicht mit ein wenig mehr Wissen als nur Glauben. Weil alle nach

Hause wollen, kann mein Wissen sie gleichsam „anstecken"!

F: Das scheint mir eine sehr tiefsinnige Beschreibung des Geistigen Heilens zu sein. Auf dem gemeinsamen inneren Feld, also einer feinstofflichen Ebene, erfolgt ein Austausch. Es wird eine „Botschaft" übermittelt. Kann man es sich so vorstellen, als ob das Geistige Heilen ein „Verankern" von Information, Schwingung oder Botschaft in den feinstofflichen Körpern des Patienten darstellt? Gleichsam das Übermitteln einer „astralen homöopathischen Hochpotenz"?

R: Ich glaube nicht, dass ich wirklich weiß, was geschieht. Es existiert ein Wissen in mir, das ich allerdings nicht aussprechen kann. Selbst wenn bei einem Patienten noch Zweifel bestehen, so wirkt dieses Wissen dennoch. Manchmal fühle ich mich wie ein Bergsteiger, dem gesagt wurde, dass der Gipfel tatsächlich existiert. Es wurde ihm von jemandem gesagt, der wirklich ein WISSENDER war. Dann besteht kein Zweifel mehr – und man geht immer weiter.

F: Der Patient muss also nur Offenheit und Vertrauen mitbringen. Der Heiler, jeder Heiler, Arzt, Homöopath oder Therapeut, vermittelt dann eine heilsame Botschaft. Wer innerlich geöffnet ist, der vermag auch die jeweilige Botschaft zu empfangen.

R: Ja – wenn man weiß! Eine gute Köchin weiß, wie die Suppe am Ende aussehen und schmecken wird. Wer nie gekocht hat, der steht verwundert vor den zahlreichen

Zutaten und fragt sich, ob daraus je etwas Genießbares entstehen kann. Die Köchin aber fährt fort, weil sie weiß, was das Ergebnis sein wird.

F: Ein schönes Bild! Ein Heiler ist also wie ein Koch, der ein heilsames Gericht zubereitet, und alle, die hungrig sind, dürfen kommen und sich nähren?

R: Nur die, die sich nähren wollen! Ich habe, als „Köchin", gar keine gezielte Absicht. Ich koche einfach, weil ich weiß, dass die Natur als große Geberin aller Zutaten, also die Schöpfung insgesamt, vollkommen ist. Deshalb muss man beim Kochen keine Eile an den Tag legen. Ich habe mein Leben lang nach den „Zutaten" gesucht. Ich wollte wissen! Und ich habe bei allen meinen Suchen gefunden. Jeder, der ernsthaft sucht, der wird finden. Auf den zahllosen Wegen gibt es immer wieder Hinweise und Bestätigungen, dass du auf dem rechten Pfad unterwegs bist. Ich selbst bin glücklich darüber, ein kleiner Wegweiser sein zu dürfen. Das ist für mich die absolute Erfüllung!

F: Vielleicht können wir auf ein Thema zu sprechen kommen, das zurzeit viele Menschen interessiert: Das Zellbewusstsein. Kann Geistige Heilung auf das Zellbewusstsein einwirken? Was kann der Einzelne selbst unternehmen, um seine Zellstruktur positiv zu beeinflussen? Meditation?

R: Ich bin in diesem Bereich selbst noch auf der Suche. Ich bin keine Physikerin, kenne aber natürlich die atomaren Strukturen und die Zellebene des Menschen. Ich kann die atomare Ebene erschauen: Sie ist reines Licht! Es gibt viele

Licht-Formen, aber für die Heilung ist es wichtig, dorthin zu gehen, wo die Zelle noch nicht „geboren" worden ist. Nur von dorther vermag ich auf die Zellebene einzuwirken. Wenn es um die entstandenen Zellen und ihren Austausch untereinander geht, dann bin ich schon im „Spiel des Lebens", in der Ebene der jeweiligen Persönlichkeit. Nur wenn ich in die Sphäre vor der Entstehung der eigentlichen Zelle gehe, vermag ich die erste Struktur der Zelle zu beeinflussen. Natürlich ist dieses Geschehen auch in der Meditation möglich, wenn wir hinter die Stufe unserer Persönlichkeit schreiten und auf einer transzendenten Ebene das Zellbewusstsein zu erreichen vermögen. Dort, in dieser großen LEERE, sind wir wahrhaft zu Hause. Auf welchem Weg der Einzelne sich dieser Ursprungsebene zu nähern vermag, ist seine ganz individuelle Angelegenheit. Er muss allerdings die Hektik der manifestierten Schöpfung verlassen und zur inneren RUHE finden. Viele Menschen klagen über die Schwierigkeit, überhaupt wieder zurück zur inneren Stille zu finden.

F: Es geht also im Grunde darum, das Bewusstsein auf jener Stufe zu erreichen, bevor die Seele überhaupt die Persönlichkeit ganz erfüllt hat; denn nur auf dieser feinstofflichen Ebene kann man daran arbeiten, Strukturen zu transformieren, bevor sie sich für die physische Form „kristallisiert" haben. Diese Fähigkeit zu erwerben, wäre ein gewaltiger Schritt vom Nicht-Wissen zum Wissen.

R: Natürlich! Genau das ist es! Ich habe dadurch – wenngleich ich es natürlich nicht als Person ausgelöst habe – schon so viel Wunderbares erlebt. Das Bewusstsein wird lernen, dorthin zu gehen, wo die Programmierung der Zellen noch nicht erfolgt ist. Dort können wir alle Schwingungen ins Positive verwandeln, weil dort keine negative Energie, kein Nicht-Wissen vorhanden ist. Dort existiert nur das Licht, das die Liebe ist. Niemand kann von diesem Punkt aus Schaden anrichten, weil niemand dort manipulieren kann. Es gibt dort auch keinen „moralischen Zeigefinger". Es existiert nur die LIEBE, die so wirkt, wie sie wirkt. Resultate spielen keine Rolle, nur der Zustand. Bin ich Liebe? Das ist die einzige Frage, um die es geht.

F: Kann es nicht eine gefährliche Versuchung sein, etwa seitens einer schwangeren Frau, auf dieser Zellebene gestalten zu wollen?

R: Das wäre in der Tat eine schlimme Form von Schwarzer Magie, geschähe es aus dem Ego heraus. Das wäre die ärgste Art der Manipulation, übelstes Wunschdenken. Die Seele kommt mit einer bestimmten Lebensaufgabe, die man respektieren muss. Niemand darf einem anderen in seinen Lebensplan „hineinpfuschen".

F: Manipulieren und Wünschen ist ein sehr problematisches Thema…

R: Wenn ein Mensch über eine längere Zeit zurückzublicken vermag, dann wird er sich wundern, was er sich alles gewünscht hat und was er alles bekommen hat! Jeder kann Wünschen ohne Ende, aber alles kommt zu ihm zurück!

F: Du hast im Zusammenhang mit „Schwingungen" gesagt: „Wenn man die Schwingung verändert, verändert sich auch die Krankheit." Wie müssen wir uns das praktisch vorstellen?

R: Es hängt mit Bindung zusammen. Wir binden uns an eine Krankheit, und deswegen kann sie sein. Aber wenn sich unser Bewusstsein entfaltet und erkennt, dass es etwas Besseres ohne diese Krankheit erreichen kann, verändert sich die Schwingung im Körper. Das „Krankheits-Potenzial" entfällt! Es gibt nur das, was wir binden – nichts anderes. Wir binden Energien seit Anbeginn der Schöpfung. Wenn wir jedoch geistig wachsen und die Bindung nicht mehr benötigen, …

F: Und nicht mehr haben wollen…

R: … dann gibt es sie für uns nicht mehr. Andere mögen aber diese Form der Bindung, dieses Nicht-Wissen, noch benötigen. Das sind die Gesetze der Schöpfung. Wenn eine Frau sich beispielsweise durch Bewusstwerdung von einer Krankheit löst, ihr Mann sie aber weiterhin mittels dieser Krankheit binden möchte, dann wird sie davon nicht länger berührt. Sie wird gehen, und der Mann wird sich eine neue „Bindung" suchen, in der das „Täter-Opfer-Spiel" fortgeführt wird. Zurzeit verstehen viele diese Bindungsgesetze noch nicht, weil sie gewohnt sind, in alten Beziehungs- (Bindungs-) Strukturen zu verharren. Aber je freier sie werden in der Liebe, um so größer wird der Kreis jener Menschen, die auch nach dieser Freiheit suchen. Dann gibt es keine Bindungen mehr im „Täter-Opfer-Spiel", sondern es ist die Freude an der Liebe im freien „Spiel des Lebens“. Und diese Freude ist ansteckend!

F: Es gibt nur die Liebe in ihrer Vollkommenheit. Deine Gedanken ähneln sehr Krishnamurti, der es kurz vor seinem Tod auf den Punkt gebracht hat mit dem Satz: „Wo Liebe ist, kann Leid nicht sein!“

R: Wenn die Bindung wegfällt, ist das die schönste Erfahrung, die es überhaupt gibt! Man lebt dann endlich die LIEBE AN SICH!

F: Die Bindung löst sich auf, wenn die Angst sich auflöst?

R: Genau so ist! Wir spielen dann das „Spiel des Lebens“ aus reiner Liebe, nicht weil wir noch irgendjemanden „brauchen“!

F: Viele deiner Zuhörer sehen das durchaus ein, sagen dann aber: „Ich kann noch nicht so leben, weil ich sie/ihn noch brauche.“

R: Diese Menschen sind einfach noch nicht bereit, die Bindungen aufzugeben. Sie verharren noch eine Weile in den alten Strukturen. Wer in der Liebe lebt, in der wirklichen Liebe, der entdeckt nach der Lösung aller Bindungen das Wunderbarste, das es gibt. Die Liebe kennt kein Urteilen und kein Werten mehr, sie IST einfach. Sie möchte auf ganz natürliche Weise nicht, dass dem anderen etwas fehlt. Die ganze Struktur von „Mankos“ oder „Defiziten“ entfällt dann.

F: Diese Erfahrung ist leider nicht durch Worte vermittelbar. Wahres Mitgefühl und wahre Liebe sind ja nichts „Technisches", das sich erklären oder lehren lässt.

R: Liebe leitet sich aus nichts ab und hat keinen Gegenpol. Liebe ist die Basis von allem, das ist. Liebe schenkt sich, ohne sich, im Sinne eines Gegenpols, auf Etwas oder Jemanden beziehen zu müssen. Sie setzt sich auf ganz natürliche Weise fort, weil die Liebe in einem Menschen die Liebe im Nächsten erweckt. Alle Menschen tragen in sich das gleiche Liebes-Potenzial! Erweckte Liebe erweckt weitere Liebe.

F: Hinter dieser Liebe steht also kein Motiv mehr?

R: Richtig. Es ist ein innerer Zustand des SEINS.

F: Wenn man mit den Menschen in deinen Seminaren spricht, dann sagen sie oft: „Wir haben in diesen Seminar-Tagen in einer wunderbaren Schwingung gelebt, aber wenn wir nach Hause kommen, ist alles so wie vorher. Wie können wir diese Liebes-Schwingung konservieren? Was können wir tun, damit diese Liebe nicht wieder verlorengeht?"

R: Wer einmal die SONNE gesehen hat, der kann dies nie vergessen! Natürlich kommen immer wieder dunkle Wolken, die dieses LICHT verdunkeln, manchmal kommt sogar eine dunkle Nacht; aber irgendetwas ist erweckt worden, das niemals mehr gänzlich verlorengehen kann. Der Mensch sehnt sich danach, und deshalb findet er es irgendwann ganz natürlich wieder. Ein bestimmtes Bewusstsein ist erwacht, das niemanden mehr loslassen wird. Die Unwissenheit kann für eine gewisse Zeit wieder die Oberhand gewinnen, aber der im Inneren entfachte „Funken des Wissen" wird eines Tages zu einer Flamme angefacht werden, die niemals mehr erlischt.

F: Zeit spielt in diesem Prozess keine Rolle?

R: Nein. Es geht nur um Erfahrungen. Erfahrungen sind wertvoll, denn wir vergessen nicht. Unser Nicht-Wissen trennt uns noch, aber unsere innerste Erfahrung weiß um die EINHEIT. Auch wenn wir noch etwas Gegensätzliches tun, wird sich auch dies einmal in die Einheit integrieren.

F: Der große Religionsphilosoph Raimon Panikkar hat einmal gesagt: „Es gibt Ex-Kommunisten, Ex-Faschisten oder Ex-Katholiken; aber es gibt keine Ex-Mystiker. Die mystische Erfahrung ist unumkehrbar!" Wenn du einmal das LICHT geschaut hast, vergisst du es niemals. Spielt daher die Meditation, als Weg nach innen, als Weg zu diesem Licht, eine Rolle bei der Heilung?

R: Ich betone die Meditation nicht. Ich betone auch nie eine bestimmte Religion. Jedes Individuum findet in sich diese vollkommene RUHE, trägt in sich dieses vollkommene LICHT. Jeder Mensch verfügt über seine ganz persönliche Basis und seinen ganz individuellen Weg dorthin. Deswegen bejahe ich jeden Weg, der den Einzelnen zu seiner inneren Stille, zu seiner inneren Ruhe führt. Jeder kennt seinen Weg; aber keinesfalls gehen alle auf dem gleichen Weg.

Ich hatte letzte Woche einen Bauern hier, einen ganz einfachen, ein wenig scheuen Mann. Der erzählte mir, seinen Kühen gehe es momentan nicht so gut. Und er fragte mich, ob ich es für eine gute Idee hielte, wenn er im Stall das „Vaterunser" sprechen würde. Ich erwiderte ihm, dass ich dies für eine wundervolle Idee hielte und riet ihm sogar, es auf Tonband aufzunehmen und im Stall ablaufen zu lassen. Das würde helfen. Und es hat geholfen! Bei einem anderen Menschen würde ich sicher etwas anderes sagen; aber für diesen Bauern mit seiner Herzensreinheit war es genau der richtige Weg. Jeder muss seinen eigenen Pfad finden.

F: Wir wollen noch ein anderes wichtiges Thema ansprechen: Die Fernheilung. Kann die Heilungsschwingung jenseits von Zeit und Raum wirken, weil hinter allem ein „universelles Gesetz" wirkt?

R: An der Oberfläche ähnelt die Fernheilung einem Gespräch. Zugleich spüre ich tief in mir diese unendliche Weite. Manchmal kommt mir dann das Ego in die Quere, dann wirkt es nicht. Aber normalerweise kann ich in der inneren Ruhe bleiben, und dann wirkt die Fernheilung aus sich selbst heraus. Dann steckt sie gleichsam an!

F: Das „universelle Heilungsfeld" ist also nur jenseits der Ego-Grenze erreichbar?

R: Ja.

F: Wenn du dir jetzt gleichsam vornehmen würdest: „Ich will jetzt über das universelle Heilungsfeld heilen....?"

R: Dann ist das mein Wunsch, der sich für mich erfüllen wird, aber das ist noch nicht das universelle Heilungsfeld. Das ist ein Zustand und hat nichts mit meinem Wunsch zu tun.

F: Das ähnelt der alten Weisheit von Meister Eckhart, der im mystischen Gespräch mit Gott gesagt bekommt: „Wenn du mich um Etwas bittest, kann ich dir auch nur Etwas geben. Wenn du mich aber um Nichts bittest, kann ich dir Alles geben."

R: Genau das ist es! Ich bin überzeugt, dass sich auch für gläubige Menschen ihre Wünsche erfüllen – wenn sie den Ego-Bereich überschreiten. Auch im Falle einer Krankheit wird sich der aufrichtige Wunsch nach Gesundung erfüllen, wenn alles, was an anderen Wünschen noch in einem steckt, losgelassen wird. Ich erlebe das Gegenbeispiel, wenn die Menschen sich in einer Heilbehandlung völlig übersteigert in ihrem Ego verlieren. Dann kann Heilung nicht geschehen! Nur wenn sie ihre egoistischen Wünsche aufgeben, also das Ego überschreiten, dann erreicht ihr Bewusstsein jene atomaren Bereiche, wo Heilung sich ereignen kann.

Ich habe ein beeindruckendes Beispiel mit einer wundervollen jungen Frau erlebt. Sie litt unter Brustkrebs, war operiert worden und hatte die ganze Medikamenten-Geschichte hinter sich. Sie steckte voller Zweifel. Ich war bei ihr und habe den Prozess begleitet. Dann ging es für einige Jahre gut, der Krebs war verschwunden. Doch plötzlich trat er wieder auf – sehr massiv. Das hat dann die Wende eingeläutet. Ich habe ihr keine Ratschläge gegeben, sondern war nur bei ihr. Sie hat dann alles losgelassen – und heute ist sie kerngesund. Sie strahlt ununterbrochen und ist unsagbar glücklich.

F: Wie stark muss dieser Heilungsimpuls gewesen sein?

R: Ganz, ganz stark! Man muss alles loslassen. Alle alten Muster, die über viele Leben mitgeschleppt wurden, müssen „über Bord geworfen" werden. Das führt den Menschen oft bis an die allerletzte Grenze, ehe er fähig ist, diesen Schritt zu machen.

F: Dieses Beispiel ist ebenso beeindruckend wie verwirrend. Du sagst einerseits, alles sei vollkommen, andererseits weist du darauf hin, wie entscheidend es ist, alles über Bord zu werfen. Liegt da nicht irgendein Widerspruch?

R: Ich kann dir darauf keine präzise Antwort geben, da ich selbst keinem PLAN folge. Beides ist ganz offensichtlich richtig. Wenn die Frau gestorben wäre, wäre auch dies vollkommen richtig gewesen. Der Wunsch, noch weiterzuleben, muss massiv in ihr gewesen sein. Es war ihre Entscheidung. Sie war viele Jahre in meinen Seminaren, und vielleicht ist irgendein Funke übergesprungen. Der Überlebenswunsch war eine ganz starke Bindung, die sie von einem Moment zum anderen losgelassen hat.

F: Eigentlich müsste an deiner Praxis ein Schild stehen mit dem Hinweis: „Kommen Sie herein. Seien Sie offen. Erwarten Sie nichts. Werden Sie gesund!"

R: (Lachend) Damit habe ich ja schon viel erwartet! Ich bekomme so viele Anfragen und Heilungsbitten, hinter denen zumeist bestimmte Bindungen stehen. Dann nehme ich diese Bindungen mit in eine Tiefe, wo sie nicht bestehen können. Auf dieser Ebene braucht man keine Bindungen mehr. Auf dieser Ebene erwecke ich ein bestimmtes Bewusstsein… Ob die betreffende Person dann in der Lage ist, diesen Impuls aufzunehmen, ist eine Frage, die ich mir nicht stelle. Das betrifft und beeinflusst mich nicht mehr. Ich bin auf einer Ebene, wo die Person, die Heilung sucht, diese Bindung nicht mehr benötigt. Die Energie dieser Ebene ist „ansteckend". Sie vermittelt die Botschaft: „Du brauchst diese Bindung nicht mehr!" Mehr ist nicht zu tun.

F: Auch das erinnert wieder an die „Heilungen", die bei Krishnamurti geschahen. Einige Menschen kamen zu ihm – und ihre Lebensthemen waren gelöst oder eine Krankheit verschwunden. Und bei anderen, die zu ihm kamen, geschah gar nichts.

R: Genauso ist es. Und es reicht noch sehr, sehr viel weiter!

F: So ist es auch bei deinen Seminaren?

R: Ja. Und wer dort „angesteckt" wird, der geht und „steckt andere an". So wird Leid verwandelt, wenn Liebe da ist. Wahre Liebe kennt keinen Gegenpol. Wo ist die Nacht, wenn der Tag leuchtet?

F: Du kannst ans Kreuz geschlagen werden, und dennoch bleibt der Satz wahr: „Wo Liebe ist, kann Leid nicht sein."

Das ist keine billige Ausrede, sondern eine ganz tiefe Wahrheit.

R: Im Zusammenhang mit diesem Bild habe ich mich immer wieder gefragt: „Warum siehst du das Kreuz stets im goldenen Licht und keinen Körper davor?"

F: Wenn man hinter das Kreuz blickt, dann ist die Welt vor dem Kreuz nicht mehr existent. Obwohl sie existiert hat.

R: So wie Tag und Nacht zwar zusammengehören, aber wenn der Tag da ist, existiert keine Nacht mehr.

F: Es ist die Tragik des Christentums, dass sie den Fokus immer auf das Kreuz gerichtet hat, auf Leid, Schmerz und Unheil, niemals auf die Auferstehung. Die eigentliche Botschaft des Christentums ist der Ostersonntag, man gewinnt aber den Eindruck, für die christlichen Kirchen ist es immer noch der Karfreitag.

R: So holt man die Nacht zurück. Wenn du dich auf Christus einstimmst, wird das, was du wahrnimmst, zu Gold. Diese erleuchtete Persönlichkeit holt uns überall dort ab, wo wir noch gebunden sind. Er nimmt uns mit sich. Egal welche Einstellung wir zu Christus haben, durch sein LICHT nimmt er alle dunklen Energien auf und verwandelt sie. Was immer wir in unserer Bindung sehen oder denken, durch die „Magnetkraft Christi" geschieht eine Verwandlung.

F: Liegt hierin die Erklärung für viele sogenannte „Spontan-Heilungen", die eigentlich völlig unerklärlich sind, die aber geschehen können, wenn man sich im Herzen mit der Christus-Energie verbindet?

R: Ja! Genau so ist es!! Und natürlich geschieht das Gleiche auch mit anderen großen Erleuchteten! Ich bin nur ein ganz kleines Licht, aber ich spüre dieses Geschehen auch in mir. Egal was die Menschen von mir denken, aber wenn sie sich mit mir auf dieser energetischen Ebene verbinden, dann kann ich wirken.

F: Um in deinen Worten zu bleiben, würde ich in diesem Fall eher sagen, sie VERKNÜPFEN sich mit dir!

R: Ja. Wenn es die „Verknüpfung" gibt, kann Heilung geschehen.

F: Spielt beim Heilen die Intuition eine wichtige Rolle?

R: Die Intuition hat im Heilen immer eine große Bedeutung gehabt. Denken wir nur an die feinfühligen Menschen, die herausgefunden haben, welche Heilungsschwingungen in den verschiedenen Heilpflanzen verborgen sind. Wir können dies herausfinden, weil es eine Resonanz über die Intuition gibt. Wichtig wäre es heute jedoch, die Menschen an ihre eigene Intuition heranzuführen, damit sie erkennen, dass sie in letzter Konsequenz keine Heil-"Methode" mehr benötigen, weil sie in sich eine Feinfühligkeit besitzen, die sie anleiten kann.

F: Welche Rolle spielen denn in diesem Geschehen noch die klassischen Medikamente?

R: Das Grobe benötigt oft das Grobe! Auf einer groben Ebene ist der Einsatz der klassischen Medikamente völlig in Ordnung. Die grobe Ebene benötigt dieses, die feinstoffliche Ebene etwas anderes. Jede Ebene in uns, wenn wir sie nicht beeinflussen, kennt den Weg. Ich muss lernen, auf jeder Stufe das anzunehmen, was ich auf dieser Stufe benötige. Es ist alles ein „Spiel von Schwingungen"! Wer noch im „Schuld"-Gedanken verstrickt ist, der wird entsprechend handeln; wer sich frei von „Schuld" fühlt, wird anders handeln. Es gibt also unterschiedliche Momente – feine und grobe. Manchmal benötigt ein Mensch das Grobe, manchmal das Feine. Nicht selten muss die Wurzel oder der Stamm gestärkt werden, weil der Baum zu schnell in den Himmel gewachsen ist…

Ich hatte den Fall eines 12-jährigen Kindes, dem es außerordentlich schlecht ging. Es lebte in einer wundervollen, feinfühligen, meditativen Familie. Als ich das Kind sah, sagte ich als Erstes: „Es muss Fleisch essen!" Das Kind musste materielle Bausteine sammeln, musste Sport treiben und sich erden, sonst hätte es nicht wachsen können. Die Familie war völlig konsterniert, dass ich dem Kind keinen „feinfühligen Ratschlag" gegeben hatte. Wir dürfen so wenig urteilen! Das Leben ist so komplex; und das Urteilen führt uns in die Irre.

F: Es ist in einer Behandlungssituation sehr schwer zu erkennen, warum ein Mensch so oder so handelt. Man kann es einfach nur akzeptieren.

R: Jeder Patient ist auch ein Spiegel für den Heiler. Wenn der Heiler noch mit etwas ein Problem hat, wird ein Patient kommen, der ihm seine Bindung aufzeigt. Entscheidend ist allein, dass die LIEBE da ist. Die Liebe ist alles, was zählt!

Kapitel 6

MEDITATIONEN

Nimm an, wie Du jetzt bist, denn jetzt bist Du richtig. Nimm an, wie Du morgen sein wirst, denn Du bist immer richtig. Das Bewusstsein der Liebe urteilt nicht – es liebt!

Die Meditationstexte wurden mit freundlicher Erlaubnis den beiden Büchern von Renée Bonanomi „Goldraum" (Rio Verlag, Zürich 2000) und „Der Weg der Liebe" (Rio Verlag, Zürich 2001) entnommen.

Zu Hause in der Liebe, im Herzen.

Ich gebe mich meinem Herzen hin.
Ich versuche hineinzuschlüpfen.
Ich merke jedoch: Mancher Zaun steht noch.
Oft begrenze ich die Liebe.
Ich gehe durch diese Behinderungen hindurch
bis ins Zentrum und spüre, wie mein Atem ruhig wird.

Die Zäune sind Zeitbindungen.
„Ich muss mich beeilen. Ich brauche dieses und jenes noch."
Unzählige Begrenzungen habe ich mir auferlegt.

Ich bin im Zentrum meines Herzens.
Es ist still und ruhig.
Ich spüre Vertrauen, ein unendliches Wohlsein,
ein Nach-Hause-Finden, das in vielen Leben nie ganz gelang.
Hier, in der Mitte meines Herzens, finde ich es jetzt.
Hier ist die allumfassende Liebe, die nicht unterscheidet.

Ich bin im Zentrum meines Herzens,
wo das Leben nicht mehr bewegt,
wo die Liebe ewig und unendlich ist.
In mir ist eine Liebe, die allumfassend ist,
eine Liebe, die in sich ruht.
Sie dehnt sich auf meinen ganzen Körper aus.

Sie dehnt sich auch auf mein Umfeld aus.
Sie fließt in alle Vergangenheit und Zukunft.
Sie kennt keine Zeit.

Die Liebe fließt in unser Sonnensystem.
Sie verbindet sich mit allen Sternen.
Sie verbindet sich mit aller Schöpfung.

Die Liebe ist in meinem Herzen.
Sie dehnt mein Ich unendlich aus.

Die Liebe ist in allen Herzen.
Die Liebe verbindet und umarmt alles.

Ja, Liebe, wenn ich ruhig werde
und über die Zäune steige, finde ich Dich.
Du bist immer da.

Ewige, allumfassende Liebe,
ich bin zu Hause in Dir.

Goldkraft.

Ich atme Licht in mich hinein. Es wird sanft in mir. Ein wunderbares Bild entsteht in mir: Ich sehe viele Heilige in mir. Als fließende Gold-Energie nehme ich sie wahr. Dieses Bild ist unendlich sanft und friedlich. In diesem Bild existiert keine Zeit mehr, in ihm liegt die Unendlichkeit. Jegliches verspannende und verhärtende Zeitdenken fällt weg. Ich muss nirgends hingehen, komme von nirgendwo und brauche nichts zu tun. Die Gedanken und Gefühle können endlich ruhen.

Die Kraft, die ich spüre, ist überwältigend. Die Gold-Energie kann Form haben oder nicht. Ich sehe sie mit den vielen Meistern im Hintergrund. Wende ich meinen Blick nur wenig ab, ist sie nicht mehr sichtbar. Schaue ich wieder hin, verschmelze ich damit und weiß nicht mehr, ob ich ICH bin oder dieses Gold. Ich erkenne die Belanglosigkeit der Zeit.

Alles Leben liegt in mir. Wie Spielzeugkugeln. Ich kann mit ihnen spielen, wenn ich möchte, aber ich muss nicht. Ich versuche zu spüren, wie sanft und weich diese Gold-Energie ist. Sie braucht nicht mehr glücklich oder unglücklich zu sein. Das wäre schon Anstrengung. Sie ist einfach. Ich verstehe nicht, weshalb ich die Zeit in meinem Alltag so wichtig nehme, wenn es sie nicht gibt.

Ich erkenne, dass ich zu wenig auf meine Intuition höre. Die Gold-Energie sagt: „Handele einfach, lebe einfach, du bist ja sowieso Gold. Gib diesem Gold etwas Bewegung, wenn du willst. Schaue mich an. Ich bin der Teil in dir, der die

Zeit nicht kennt. Ich bin der ewig ruhende Teil in dir. Gehe in die Schöpfung, spiele die Schöpfung, aber denke an dein Gold, dein Licht, das du in dir trägst. Es ist der Ursprung aller Schöpfung."

Gold-Sein. Da-Sein aus dem alle Zeit entspringt, aus dem jede Bewegung geboren wird. Ruhig sein und geschehen lassen. Ich ahne, was damit gemeint ist. Ich möchte der Zeit keinen Moment Raum in mir geben. Innen ist mein goldener Quell. Ich will ihn nicht mit Zeit überdecken. Bleibt er Gold, wird alle Bewegung gezielt, klar und vollkommen.

Ich erkenne, dass Schwierigkeiten entstehen, weil ich mit meinem Bewusstsein das Gold in mir verlasse, es vergesse. In mir ist das Gold. Es war und ist immer da. Es sagt ganz klar: „Verlasse nie innen das Bewusstsein des Goldes. Handele aus dem Gold heraus. Spürst du es innen weniger oder nicht mehr, höre auf zu handeln, gehe in die Ruhe, in die Meditation, bis du es wieder gefunden hast. Erst dann denke und handele wieder. Alles andere ist ungezielt und bringt dir nur Ärger und Sorgen. Es lohnt sich nicht, der Zeit nachzurennen. Aber es lohnt sich, das Gold zu finden."

In diesem Gold ist alles enthalten, meine Vergangenheit, Gegenwart und Zukunft. Sollte ich einer Zukunft nachrennen, die schon ist? Ich kann es vergleichen mit einem Buch: Das ganze Buch ist schon geschrieben, aber ich renne Seite um Seite durch bis zum Schluss. Am Ende des Buches brauche ich nicht Seite um Seite umzublättern. Kann ich die Zeit gehen lassen, gibt es keine Seiten mehr, sondern nur noch das ganze Buch, das alles weiß und alles loslassen kann.

Es kommt ein Morgen und ein Abend. Und es kommt mancher Morgen und mancher Abend. Alles, was noch Zeitbindung hat, lege ich nun im Vertrauen in mein Gold. Dort findet es wahren Frieden. Im Gold sind Morgen und Abend nicht getrennt, sondern gleichzeitig. Es ist gleich einem Stillstehen innerhalb aller Bewegung. In diesem Zustand brauche ich nicht mehr zu denken.

Welches Ziel könnte höher sein, als in diesem Gold zu sein und die Zeit-Illusion zu erkennen? Bleibt mein Bewusstsein im Gold, geschieht alles intuitiv, alles richtig.

Goldkraft, zieh mich an, halte mich so stark in Dir, dass ich nicht mehr weg kann. Sei Du das Einzige, woran ich denken kann. Sei Du als unendliche Liebe und Klarheit mein einziger Ausdruck in der Schöpfung. Alles, was von mir in die Schöpfung gehen soll, sei mein Strahlen.

Lasse mich unbegrenzte Liebe ausstrahlen, damit alle den Weg zurück finden zu diesem Gold, das in jedem von uns liegt. In diesem Gold liegt die Klarheit. Hier ist jede Frage beantwortet, bevor wir sie denken können.

Goldkraft, sei Du das Einzige, woran ich denken kann. Lasse mich in Dir geborgen sein. Lasse mich in Dir ruhen.

Intuition. Ich spüre mein Wesen.

Es hat eine rationale Ebene. Sie ist richtig.

In mir ist Intuition, und ich gebe mich ihr hin. Ruhig, still. Es ist wie bei einer Bergwanderung. Der Gipfel ist erreicht, und ich genieße rückblickend den Weg mit seiner Anstrengung und Mühe. Ich bin angekommen, kann ausruhen und genießen.

Alles wird weit in mir, gelöst und sanft. Der Weg ist gegangen. Der Weg ist bestanden, und ich bin wieder da, von wo ich mich einmal gelöst habe, um in die Wanderschaft des Lebens zu gehen.

Es ist ganz weich und sanft in mir. Die Zeit löst sich auf im Licht, im Wissen, und deshalb brauche ich nichts mehr zu beweisen, nichts mehr zu suchen, niemandem mehr nachzurennen. Alles ist da.

Immer schon war sie da, diese Intelligenz, aber mein Bewusstsein hat sie verdunkelt und ist jetzt wieder wach. Ich genieße die Ruhe, die Vertrauen hat, und weiß: Alle Intelligenz liegt in uns, und wir erreichen sie über den Weg der Intuition.

Die Gefühle, die mich vorher bewegt haben im Aufstieg zum Gipfel, ruhen jetzt im goldenen Licht, und mein rationales Ego, das gesucht und bewegt hat, um Lösungen zu finden, ist jetzt eingebettet in die Unendliche Weisheit des goldenen Lichtes.

Ich sehe meinen menschlichen Körper hier auf Erden in dieser jetzigen Zeit – einen ganz gewöhnlichen Körper auf einem ganz gewöhnlichen kleinen Planeten, in einem riesigen Weltall von Galaxien.

In diesem Körper liegt die Fähigkeit, alle Schöpfung zu übersteigen, alles zu werden, zu ruhen, hell aktiv im goldenen Licht.

Mein Körper dient mir als Werkzeug. Über den Körper darf ich Leben sein. Innen ist das Ewige, innen ist das Unendliche.

Es spielt keine Rolle, in welcher Zeit ich bin, in welcher Galaxis ich bin.

Da, wo ich bin, danke ich, dass das Ewige durch mich strahlen darf.

LICHT. Ich habe Vertrauen

Bei jedem Atemzug bleibe ich ein bisschen länger im Licht,
schaue zu, wie beim Ausatmen
meine Energie ins Leben hinausführt.
Ich hole das Licht über dem Kopf beim Einatmen ein
und spüre, wie der Raum in mir immer weiter,
immer lichtvoller und heller wird.
Ich kann jetzt sogar spüren,
dass er beim Ausatmen Licht bleibt.

Ich atme Licht ein, bin Licht
und strahle Licht hinein ins Leben.

Die Schwingung des Lichtes wirkt befreiend auf das,
was mich noch bindet im Äußeren.
Ich möchte frei sein von Ego und Manipulation,
von Wollen und Bindung an Erfolg oder Nicht-Erfolg.
Ich bin Licht. Ich brauche nicht zu urteilen und zu binden.
Ich darf einfach Licht sein.

Licht kommt.
Licht bin ich.
Licht geht.

Dies ist die höchste Kraft der Heilung.
Alles geschieht von selbst.

Ich atme Licht ein.
Ich bin Licht und strahle Licht aus.

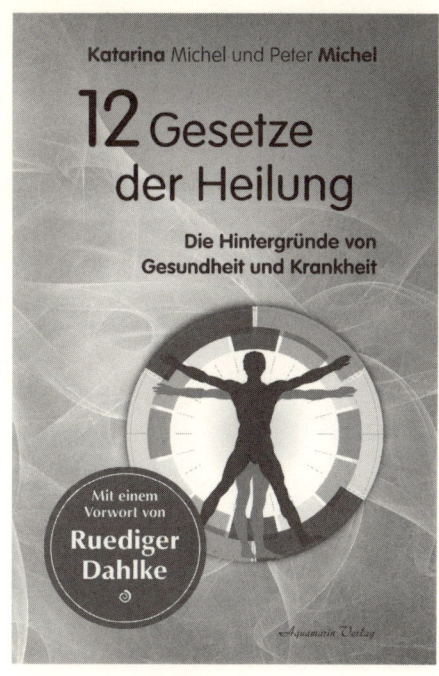

12 Gesetze der Heilung
Die Hintergründe von
Gesundheit und Krankheit
Katarina Michel und Peter Michel
Hardcover, 192 Seiten
ISBN 978-3-89427-560-0

Die „Zwölf Gesetze der Heilung" stellen keinen „Howto-do-Ratgeber" dar, sondern behandeln das Wesen von Gesundheit und Krankheit von ihrem Ursprung her. Wer diese „Zwölf Gesetze" in seinem Leben verwirklicht, wird möglicherweise zu seiner eigenen Überraschung feststellen, dass er keine äußere Behandlung mehr benötigt. Er wird unzweifelhaft erkennen: „Wahre Heilung beginnt im Inneren!"

Warum der eine krank wird und der andere gesund bleibt!

H.K. Challoner
Der Pfad der Heilung
Hardcover, 200 Seiten
ISBN 978-3-89427-294-4

Die verborgenen Gesetrze
von gesundheit und Krank-
heit – erklärt von einem
Meister der Weisheit

Es gibt kein vergleichbares
Werk, in dem die Grund-
gesetze von Krankheit und
Gesundheit in so beeindru-
ckender, klarer und über-
zeugender Art und Weise
erklärt worden sind wie in
dieser von einem „Meister

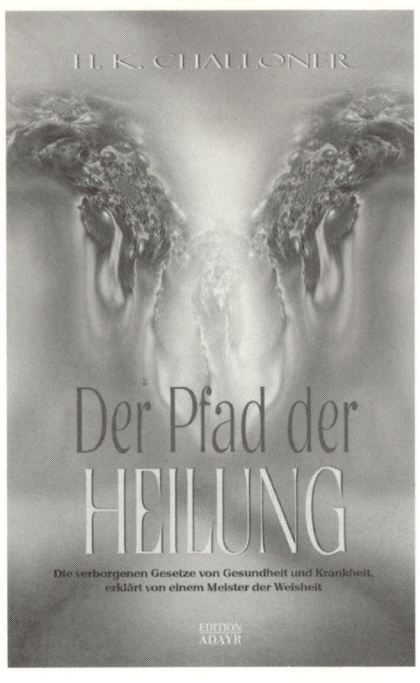

der Weisheit" inspirierten Abhandlung. In schlichten Worten und
Beispielen zeigt der große Lehrer die tieferen Hintergründe von
Erkrankungen und Leiden auf und weist Wege zu ihrer inneren
und äußeren Heilung. Dabei sind besonders seine Ausführungen
über die geistigen Grundgesetze beeindruckend, die beim Heilen zu
beachten sind. Er widerlegt dabei mit unmissverständlichen Argu-
menten, dass der Satz „Wer heilt hat Recht" keinesfalls immer wahr
ist. Vielmehr gilt es zu beachten, dass „Leid leitet" und daher eine
innere Sinnhaftigkeit besitzt. Wird also nur ein Symptom auf einer
äußeren, körperlichen Ebene beseitigt, ist die Lektion nicht gelernt
worden und wird sich durch neue Erkrankungen manifestieren.
Wer hingegen die tiefe geistige Wahrheit des Pfades der Heilung
begreift, besitzt den Schlüssel zu wirklicher Gesundheit und vollkommener Erkenntnis. Ein unverzichtbares Buch für jeden, der im
heilerischen Bereich arbeitet oder die göttlichen Heilungsgesetze
erkennen möchte!

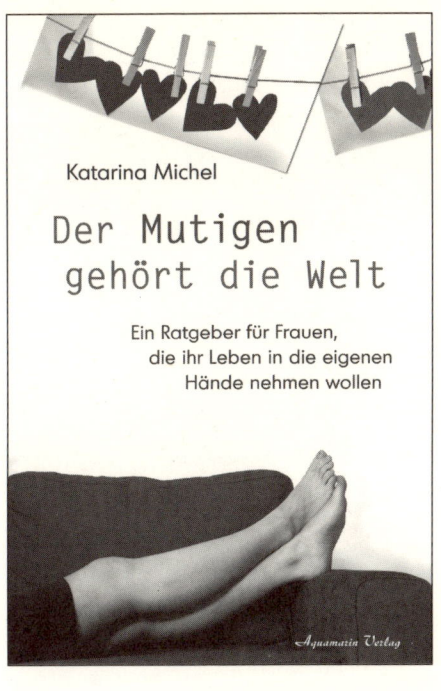

Katarina Michel

Der Mutigen
gehört die Welt

Ein Ratgeber für Frauen,
die ihr Leben in die eigenen
Hände nehmen wollen

Aquamarin Verlag

Katarina Michel
Der Mutigen gehört die Welt
Ein Ratgeber für Frauen,
die ihr Leben
in die eigenen Hände
nehmen wollen
Paperback, 124 Seiten
ISBN 978-3-89427-478-8

Immer mehr Frauen
möchten ihr Leben in die
eigenen Hände nehmen
- manchmal mangelt es
ihnen nur an ein wenig
Mut, um dafür die richti-
gen Schritte zu unterneh-
men. Dieses Buch ist der
perfekte Ratgeber, um mit
Mut und Selbstvertrauen
den Weg in eine neue, lebendige und selbstbestimmte Zukunft zu
gehen.
Es geht darum, sich offen und ehrlich anzuschauen und zu fragen:
"Wer bin ich?" und "Was will ich?" Wer diese Fragen für sich beantwortet hat, kann dann als Nächstes fragen: "Mit wem und wie will
ich meinen weiteren Weg gehen?"
Für die Beantwortung jener grundlegenden Fragen hält dieser Ratgeber überaus hilfreiche Übungen bereit, die auf einfache, aber ef-
fektive Weise dazu beitragen, sich selbst zu finden und dann mutig
dem eigenen Weg zu folgen.
Jede Frau muss diese Fragen für sich allein beantworten; denn sie
allein ist für ihren Lebensweg und ihr Lebensglück verantwortlich.
Wer sich mutig dem Leben zuwendet, für den hält das LEBEN wundervolle Überraschungen bereit!